Seraina Hintermann-Famos
mit Vera Schindler-Wunderlich
Vogel ohne Flügel

AF288319

www.fontis-verlag.com

Seraina Hintermann-Famos
mit Vera Schindler-Wunderlich

Vogel ohne Flügel

*Vom Ringen mit Gott.
Und vom Freisein trotz
Multipler Sklerose*

*Mit einem Vorwort
von Rita Famos*

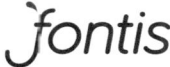

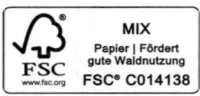

Bibliografische Information der Deutschen Nationalbibliothek
Die Deutsche Nationalbibliothek verzeichnet diese Publikation in der
Deutschen Nationalbibliografie; detaillierte bibliografische Daten sind im
Internet über www.dnb.de abrufbar.

Der Fontis-Verlag wird von 2021 bis 2024
vom Schweizer Bundesamt für Kultur unterstützt.

Die Bibelstellen wurden, soweit nicht anders angegeben,
größtenteils folgender Übersetzung entnommen:
Die Bibel nach Martin Luthers Übersetzung, revidiert 2017,
© 2016 Deutsche Bibelgesellschaft, Stuttgart.

Umschlag: Spoon Design, Olaf Johannson, Langgöns
Illustrationen Umschlag: Ground Picture/Shutterstock.com
Umschlagfotos: © by Familie Hintermann-Famos
© Fotos im Buch by Familie Hintermann-Famos
Satz: InnoSet AG, Justin Messmer, Basel
Druck: Finidr
Gedruckt in der Tschechischen Republik

ISBN 978-3-03848-268-0

Inhalt

▪ Vorwort von Rita Famos 11
▪ Einleitung: Warum ich meine Geschichte teilen möchte 15

1 **Einstieg: Meine Tage, meine Nächte** 17
▪ Wenn ich nicht schlafen kann 19
▪ Wie sieht ein normaler Tag bei mir aus? 21

2 **Rückblick: Meine Lebenszeit vor der Erkrankung** . . . 29
▪ Als noch vieles möglich schien 31
Kindheit und Schulzeit 31
Mein Weg mit Gott – oder: Gottes Weg mit mir 33
Verliebt in Elvis Presley 34
Wie Elvis für mich verblasste 35
Gottes Geschenk an mich in Amerika: Freude 36
Zurück in der Schweiz: Neue geistliche Heimat 38
Studienzeit: Eine WG ändert mein Leben. 39
Traumhochzeit und Wunschkinder 40
Seraina Hintermann, lic. phil. I, Einzel-, Familien-
u. Paartherapeutin; Logotherapeutin. 41

3 **Die Diagnose Multiple Sklerose und die Folgen** 43
▪ Der Schock und meine ersten Erfahrungen mit Ärzten
und dem Gesundheitswesen 45
▪ Multiple Sklerose – die Krankheit der 1000 Gesichter 48
▪ Der Umgang mit der Krankheit MS 52
Krämpfe, Übelkeit und Untergewicht 52
Schamgefühl 53
Schlafprobleme. 54

Ängste im Zusammenhang mit der MS 57

Glocken gegen die Angst 60

4 Eine neue Sichtweise 63

▪ Die Logotherapie: drei wichtige Werte 65

1. Schöpferische Werte 66

2. Erlebniswerte 67

3. Einstellungswerte 68

▪ Die unzerstörbare Sinnhaftigkeit des Lebens 70

▪ Was verändert werden kann, wenn nichts mehr
verändert werden kann 73

▪ Exkurs: Gedanken zu Hiob 76

▪ Hundert Gründe, dankbar zu sein 78

▪ Exkurs: «Ich packe meinen Rucksack und nehme mit ...»
(mit Daniel Hintermann) 82

5 Hoffnung und Enttäuschung 89

▪ Hoffnung – Konstrukt oder Abenteuer? 91

▪ Enttäuschung – Einladung, mit Gott im Gespräch zu
bleiben 94

▪ Wenn Gott nicht heilt – Aspekte eines schwierigen
Themas (mit Daniel Hintermann) 97

6 Multiple Sklerose und die anderen 101

▪ «Die Frau im Rollstuhl» – vom Zuhören, Sehen und
Verstehen 103

▪ Gemeinsam reifer werden: Leben mit MS in Ehe
und Familie 105

▪ Institutionen, Ärzte und Medikamente – eine zwie-
spältige Sicht auf das Schweizer Gesundheitswesen
(mit Daniel Hintermann) 111

7 Wege, Wünsche, Widerstand 117
- Vom Ringen mit Gott und vom Wunsch, nicht mehr
  zu erwachen 119
- «Dankbarkeit ist der beste Freund des Selbstwert-
  gefühls» (Prof. Dr. Boglarka Hadinger) 123
- Resilienz: Geschenk und Entscheidung
  (mit Daniel Hintermann) 127
  Seraina 127
  Daniel 130

Nachklang

- Immer noch keine Expertin – ein Schlusswort 137
- Nachwort von Co-Autorin Vera Schindler-Wunderlich 139
- Zwei Gedichte über Seraina Hintermann-Famos
  von Vera Schindler-Wunderlich 141
  «Mittlere Brücke» 142
  «Akt des Ach doch» 144
- Danksagung 147
- Was mir geholfen hat: wichtige Formulierungen
  und Zitate 148
- Literaturverzeichnis 151

Ein Traum: Ich war in meiner Heimat Luzern, aber ich kam an ganz unbekannten Plätzen vorbei, ganz großen Plätzen mit sehr vielen Menschen, und zum Teil waren da auch große Kathedralen und Kirchen. (…) Vielleicht steckt in mir auch diese Vielfältigkeit, diese großen, noch zu entdeckenden Plätze! Ich möchte so gerne noch vieles entdecken, lernen. Habe ich die Zeit dazu?

Tagebuch, 28. Februar 2002, kurz nach der Diagnose MS

Erneut habe ich geträumt, dass ich gehen kann! Und wenn ich im Traum gehe, dann barfuß. Ich kann beim Gehen auch Dinge in die Hand nehmen, zum Beispiel einen kleinen Blumentopf vom Fenstersims, und an ihren Platz räumen. Das Erwachen ist dann weniger schön …

Zum Traum in der Nacht vom 28. auf den 29. Juli 2022

Warten ist eine große Tat.

Christoph Friedrich Blumhardt

Dieses Buch widme ich …

- … Daniel, meinem geliebten Mann,
- meinen drei Söhnen Jonathan, Jeremia und Samuel
- und meinen Großkindern Louis, Malea und Timael.

Herzlichen Dank …

- … an Peter Reber! Er hat mir großzügig und warmherzig erlaubt, nicht nur sein zauberhaftes Liebeslied «E Vogel ohni Flügel» abzudrucken (und die Übersetzung ins Hochdeutsche selbst genehmigt), sondern er hat auch grünes Licht dafür gegeben, dass ich diesen Liedtitel zum Titel des vorliegenden Buches mache.

Seraina Hintermann-Famos, Mai 2023

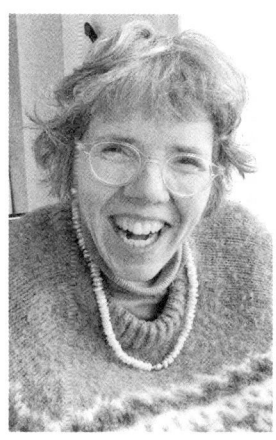

Vorwort
von Rita Famos

Als uns die Nachricht erreichte, meine Schwägerin sei an Multipler Sklerose (MS) erkrankt, war das für die ganze Familie und das Umfeld ein Schock. Noch beunruhigender war die allmähliche Gewissheit, dass es sich in ihrem Fall um den schlimmstmöglichen Verlauf einer MS handelte: die primär-progrediente Variante. Mit großer Betroffenheit und Ohnmacht mussten wir miterleben, wie meine Schwägerin rasch und zunehmend in ihrer körperlichen Vitalität eingeschränkt wurde – und es immer noch weiter wird. Aber gleichzeitig wurden wir auch Zeugen, wie Seraina, ihr Mann und ihre Familie bewundernswerte Bewältigungsstrategien entwickelten.

Vor uns liegt ein eindrücklicher Einblick in ein Leben mit MS. In dem Buch «Vogel ohne Flügel» lesen wir von einem ehrlichen, ungeschönten Umgang mit dem täglichen Leiden, den Schmerzen, dem Zweifel und der Wut, die diese Krankheit verursacht. Und gleichzeitig erfahren wir, wie es einer authentischen, aufrichtigen, vom christlichen Glauben getragenen, intelligenten und humorvollen Frau gelingt, ihren Lebensmut immer wieder zurückzugewinnen – trotz des Leids, das ihr diese heimtückische Krankheit, deren Ausgang ungewiss bleibt, zufügt.

«Resilienz» ist zu einem Modewort geworden, weil unsere Gesellschaft gerade in den letzten Krisenjahren erfahren hat, dass ökonomische und finanzielle Absicherungen nicht reichen, um Krisen zu überstehen. Es braucht Menschen, die fähig sind, mit Rückschlägen, Unsicherheiten, Verzicht und Leid umzugehen. Werfen wir einen Blick in das Lebenszeugnis von Seraina Hintermann-Famos, so erkennen wir drei Quellen, aus denen sich ihre ganz persönliche Resilienz nährt.

1. Beziehungen: Den zunehmenden körperlichen Abbau vergleicht die Autorin mit dem Bild eines Vogels, dem die Flügel gestutzt werden. Und zugleich beschreibt sie die Liebesbeziehung zu ihrem Ehemann als das Element in ihrem Leben, das ihr weiterhin Flügel verleiht, und wir Außenstehenden haben den Eindruck, dass die Beziehung der beiden mit zunehmender Krankheit noch mehr an Tiefe gewonnen hat. Ehrliche, von Liebe und Zuneigung geprägte Gespräche, geteiltes geistliches Leben, gemeinsame Lektüre, Ausflüge in Kunstausstellungen eröffnen in ihrem Leben Glücksinseln, Erfüllung, seelische Nahrung. Ihre gemeinsamen drei Söhne mit ihren Ehefrauen und Enkelkindern sind zudem regelmäßige Gäste im Haus und bringen Lebensfreude und namentlich auch viel praktische Unterstützung.

2. Gelebter Glaube: Die Autorin ist im besten Sinn des Wortes ein «frommer» Mensch. Ihr Glaube, der sie seit ihrer Jugend begleitet, wurde und wird durch die Krankheit auf eine harte Probe gestellt. Wie der biblische Hiob ringt sie mit Gott. Da wird nichts beschönigt, Zweifel und Wut werden nicht verleugnet. Und wie Jakob aus dem Alten Testament, der zu Gott sagt: «Ich lasse Dich nicht, Du segnest mich denn» (1. Mose 32,27), lässt auch sie nicht ab von ihrem Gott, ringt mit ihm, sucht nach seinem Segen – und findet ihn auch immer wieder. In gut reformierter Tradition stärkt sie sich täglich mit der Bibellese und dem Gebet und findet auf eindrückliche Weise Halt und Zuversicht darin.

3. Logotherapie nach Viktor Frankl: Sich der fortschreitenden Einschränkungen durch ihre Krankheit bewusst, entschied meine Schwägerin, eine Therapieausbildung in der Logotherapie nach Viktor E. Frankl zu absolvieren, in welcher unter anderem der Umgang mit Krankheit und anderen schwierigen Lebenssituationen zentral ist. Die Ausbildung zur Logotherapeutin erwies sich dann tatsächlich nicht nur für ihr therapeutisches Arbeiten, sondern auch für die Bewältigung ihrer eigenen Herausforderungen als wichtige Stütze. Der Titel des Bestsellers von Viktor Frankl, «… trotzdem Ja zum Leben sagen», zieht sich

wie ein roter Faden durch das Leben von Seraina Hintermann-Famos.

Im Buch erfahren wir Genaueres darüber, wie Seraina Hintermann-Famos aus diesen drei Quellen schöpft und sich dadurch tapfer und unverzagt den Herausforderungen ihres Alltags stellt. Wir lesen aber auch, wie sie sich mit dem Schweizer Gesundheitswesen auseinandersetzt. Sie ist als fast gänzlich gelähmte Frau auf höchste Aufmerksamkeit von Ärzten und Pflegenden angewiesen und stellt fest, dass man ihr aufgrund von Personalknappheit und auferlegten ökonomischen Rahmenbedingungen oft nur teilweise gerecht werden kann. Die Frage des assistierten Suizids ist auf den folgenden Seiten ebenso Thema wie das theologische Ringen um die Frage der Theodizee, also die Frage, weshalb der allmächtige, allliebende Gott das Leid zulässt.

In ihrem Tagebuch schreibt Seraina Hintermann-Famos kurz nach ihrer Diagnose MS: «Ich möchte jemand sein, der etwas zu sagen hat.» Auf eindrückliche Weise haben wir Angehörigen und viele weitere Wegbegleiterinnen und Wegbegleiter in den letzten zwanzig Jahren erfahren, dass die offene, ehrliche, aber auch zuversichtliche Art, wie sie und ihr Mann mit der Krankheit umgehen, uns viel auf unseren Lebensweg mitgegeben hat. Das Buch hält das Wesentliche davon fest. Möge es vielen weiteren Menschen zur Ermutigung dienen.

8. Januar 2023

Rita Famos ist Präsidentin der Evangelisch-reformierten Kirche Schweiz

Einleitung:
Warum ich meine Geschichte teilen möchte

Dennoch bleibe ich stets an dir; denn du hältst mich bei meiner rechten Hand, du leitest mich nach deinem Rat und nimmst mich am Ende mit Ehren an.

Psalm 73,23–24, Luther 2017

Ich möchte mit diesem Buch Menschen in schwierigen Lebenssituationen helfen, konstruktiv mit den Herausforderungen umzugehen, die ihnen im Leben begegnen. Ich will ihnen Mut machen, sozusagen den Stier bei den Hörnern zu packen, nicht aufzugeben, sich nicht entmutigen zu lassen und trotz allem an Gott zu bleiben.

Ich weiß, dass sicher nicht alle Leserinnen und Leser an Gott glauben können. Es gibt auch Menschen, die ohne Glauben an Gott eine so schwierige Aufgabe gut meistern können. Ich selbst glaube aber an Gott und daran, dass Er mich nicht loslässt. Und ich bin überzeugt, dass Gott mich nicht im Stich lässt, auch wenn die Lebenssituation mehr als herausfordernd ist. Von diesen meinen eigenen Herausforderungen werde ich Ihnen im Folgenden erzählen.

Anfänglich wollte ich meine Autobiografie «Mein Krampf» nennen. Doch da klang natürlich zu stark das unsägliche Werk von Hitler an.

Stattdessen möchte ich diesem Buch den Titel «Vogel ohne Flügel» geben. «Vogel ohne Flügel» ist ein in der Schweiz sehr bekanntes und beliebtes schönes Liebeslied des Liedermachers Peter Reber. Oft finde ich mich und meine ausgeprägte Hilflosigkeit in diesem Titel wieder. Als Liebeslied widme ich es in Teil 3 dieses Buchs meinem lieben Mann – inmitten einer Aufzählung der Probleme, die mit der Krankheit MS zusammenhängen.

Meine Aufzeichnungen sollen aber nicht nur vom Verlust meiner «Flügel» handeln. Mir sind nämlich im Laufe der Jahre viele unterschiedliche neue Flügel gewachsen, von denen ich Ihnen hier auch erzählen möchte. – Lassen Sie sich überraschen!

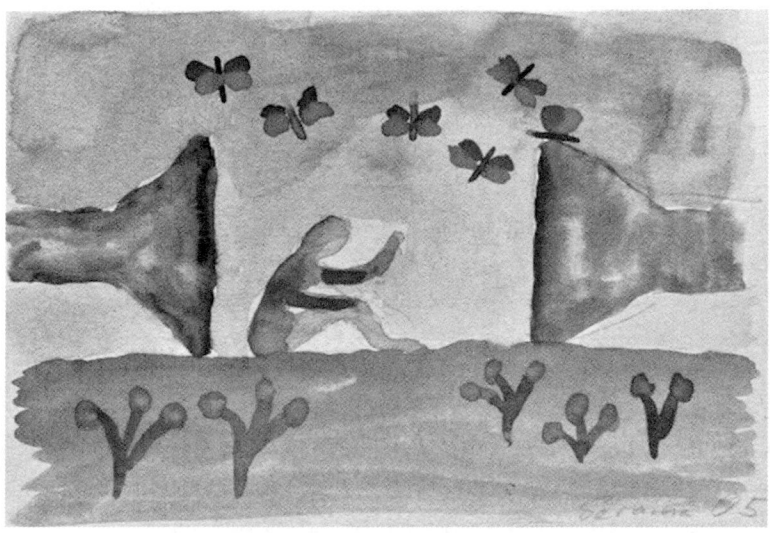

Auch wenn die Prellböcke mich zu erdrücken drohen, gibt es immer noch Schmetterlinge über mir und Blumen vor mir.

TEIL 1

Einstieg:
Meine Tage,
meine Nächte

Wenn ich nicht schlafen kann

Ich liege im Bett und kann nicht schlafen, weil mich Krämpfe im Oberschenkel plagen. Ich kann nicht einfach – wie dies früher einmal möglich war – aufstehen, den Fuß auf den Boden setzen, fest auftreten und so den Krampf lösen. Ich muss den Schmerz einfach aushalten. Ich kann mich im Bett nicht einmal herumdrehen, ich bin hilflos und auf Hilfe angewiesen.

Die Gedanken kreisen, ich versuche sie in eine andere Richtung zu lenken, versuche mich abzulenken. Sicher würde es helfen, das Licht anzumachen und meine Gedanken zu notieren, aber ich bin leider schon eine Weile nicht mehr dazu fähig, selbstständig von Hand zu schreiben.

Wenn die Überlegungen wirklich wichtig sind, denke ich, dann bleiben sie bis am Morgen in Erinnerung. Alles andere ist nicht so wesentlich.

Hier einige Beispiele dafür, wie ich mich ablenke:

Ich bin ein großer Fan des Mediums *Radio,* ganz besonders des Schweizer Senders SRF 1, und ich höre fast den ganzen Tag Musik und Infosendungen. Nachts kann ich den Sender durch Antippen eines großen Buttons mit der Hand einschalten. Wenn ich dann Musik höre und zum Beispiel auf die Liedtexte achte, bringt mich das auf andere Gedanken.

Etwas Zweites, was mir hilft, sind *Zahlenbilder.* (Die Anregung dazu stammt vom renommierten Schweizer Gedächtnistrainer Gregor Staub.) Zu jeder Zahl zwischen 1 und 100 habe ich ein «Gedächtnisfoto» aus unserer Wohnung gemacht: Ich gebrauche dadurch einerseits meinen Denkapparat und bin gleichzeitig auch abgelenkt. Mit den Zahlen gehe ich in Gedanken durch die Wohnung und schlafe dann vielleicht irgendwann darüber ein.

Vorher bin ich beispielsweise bei der Zahl 9 für «Heizung» gewesen, bei 21 für «Bett» und bei der 40 für «Pascha» (die Katze, die wir früher hatten).

Manchmal komme ich durch eine Sendung auf etwas Drittes: *Gebet.* – Wenn ich etwa am Radio von einem «Falschfahrer» höre, kann ich gerade für dieses Anliegen beten oder natürlich auch für die Familie oder für Gemeindeanliegen.

Eine ganz andere Art der Schlafhilfe ist übrigens unsere buntgescheckte Katze Mia: Manchmal springt sie nachts auf mein Bett, macht es sich gemütlich und schnurrt vor sich hin. Das ist äußerst beruhigend für mich – ideal zum Einschlafen.

Das komplizierte und kuriose Prozedere, das jeden Abend und jede Nacht all meinen Einschlaf-Strategien vorausgeht, werde ich an späterer Stelle noch beschreiben.

Nun aber schlafe ich erst einmal ein – manchmal schon nach einigen Minuten, manchmal aber auch erst nach Stunden ...

Wie sieht ein normaler Tag bei mir aus?

Um von einem normalen Tag zu erzählen, wähle ich den 8. Mai 2023: Heute ist einer der beiden Tage in der Woche, an denen ich geduscht werde. Genau. Nicht *ich* dusche, sondern ich *werde* geduscht. Das ist einer der größten Unterschiede zwischen meinem heutigen Leben und meinem Leben von früher: Ich bin heute kaum noch selbstständige Akteurin, sondern meistens Empfängerin von Hilfe.

Um 8.30 Uhr kommt die liebe Spitex-Mitarbeiterin, die mir an diesem Tag zugeordnet wurde. «Spitex» ist hier bei uns in der Schweiz eine Abkürzung für «**spit**al**ex**terne Hilfe und Pflege».

An den anderen Tagen der Woche, an denen ich nicht dusche, hilft mir mein Mann Daniel mit der Morgentoilette – beziehungsweise, wenn er durch seine Arbeit als Pfarrer verhindert ist, kommt eine unserer derzeit vier IV-Assistentinnen (von IV für «Invalidenversicherung»).

Am heutigen Morgen aber ist die Spitex-Mitarbeiterin da, und zuallererst kümmert sie sich um mein *Wasser* (beschönigend für Urin). Ich habe einen sogenannten suprabubischen Katheter; das ist ein Röhrchen, das durch die Bauchdecke direkt in meine Blase geht und so den Urin abfließen lässt. An dem Röhrchen hängt außen ein Beutel, der den Urin auffängt. Dieser Katheter ist zwar unangenehm, aber gleichzeitig für mich eine große Entlastung und Befreiung, weil ich damit so viel trinken kann, wie ich will und dringend sollte.

Danach macht die Mitarbeiterin mir eine Blasenspülung. Das soll meine Blase reinigen und vor Infektionen schützen. Wir reden währenddessen über dies und das, tauschen uns aus, was neu ist bei uns; zum Beispiel erzähle ich ihr etwas über das Entstehen des vorliegenden Buches.

Dann hievt sie mich mit Unterstützung von Kinästhetik (einer rückenschonenden Technik) auf den Duschrollstuhl und fährt mich ins Bad zur Dusche. Weniger erfahrenen Pfleger(inne)n bin ich an dieser Stelle auch schon mal «entglitten» und zu Boden gefallen. Das hat mich sehr schockiert, und ich befürchte immer wieder, dass es erneut passiert.

Zusammen mit meinem Mann Daniel justiert mich die Spitex-Mitarbeiterin dann auf dem Duschrollstuhl, damit ich möglichst gerade sitze, und ich werde angegurtet. – All dies entspricht nur noch ansatzweise dem Genuss einer Dusche, wie ich es von früher kenne, aber wir benutzen Produkte, deren Duft ich liebe (z. B. von *Opium* oder *Gautier*), und das macht es für mich dann trotzdem noch zu einem angenehmen Erlebnis.

In der Dusche ist es sehr heiß, damit ich nicht zu sehr friere. Ich empfinde Temperaturen aufgrund der MS anders. Deshalb wurde ein Heizungsstrahler angebracht, der die engagierte Mitarbeiterin jeweils gewaltig ins Schwitzen bringt. – Übrigens mussten während der Zeit der Pandemie die Spitex-Mitarbeitenden natürlich, auch wenn sie mich duschten, stets eine Maske tragen. Ich selbst durfte sie beim Waschen ausziehen, aber ansonsten blieb sie aufgesetzt.

Dann werde ich also geduscht, und meine Haare werden gewaschen. Nach dem Abtrocknen werde ich zurück ins Zimmer gefahren und wieder aufs Bett gelegt.

Für mich herrschen nach der warmen Dusche in meinem Zimmer sibirische Temperaturen! Die Mitarbeiterin versorgt und verbindet also routiniert und rasch den Eingang des Katheters neu – das große Pflaster ist ja beim Duschen nass geworden. Ich schließe die Augen, damit ich das Loch in meinem Bauch nicht sehen muss. Der Anblick ekelt mich!

Dann zieht sie mir zunächst die sehr engen Kompressionsstrümpfe an und danach frische Kleider. Mehrere in der Mikrowelle gut gewärmte Kirschkernkissen, und manchmal auch eine

Decke über den Schultern, sorgen am Ende dafür, dass ich langsam nicht mehr friere.

Nun ist es etwa 9.30 Uhr. Als Nächstes werde ich in den Elektrorollstuhl gehievt. Mit dem Treppenlift fahre ich ins Erdgeschoss zum Frühstück. (Manchmal bleibt der Treppenlift auch stecken. Einmal musste ich vier Tage lang im ersten Stock bleiben, bis der Lift repariert war!)

In unserem Esszimmer hilft mir Daniel dabei, die erste Mahlzeit des Tages einzunehmen. Heute esse ich ein Stück Brot mit Butter; Konfitüre oder Käse drauf wäre mir schon viel zu viel. Dazu trinke ich ein Glas Orangensaft und danach ein Glas Milch sowie täglich eine kalorienreiche Trinknahrung, da ich so untergewichtig bin.

Ich esse allgemein sehr ungern, da ich wegen einer permanenten leichten Übelkeit eigentlich kein Hungergefühl habe.

Während des Essens muss ich die sieben Medikamente einnehmen, mit denen ich in den Tag starte: Zum Cocktail gehören zum Beispiel ein Mittel zur Stärkung der Blase, ein Antidepressivum und Stärkungsmittel wie Magnesium und Vitamin B12.

Danach geht es mit dem Treppenlift wieder nach oben. Dort putzt Daniel mir die Zähne und föhnt mir die Haare. Früher hätte ich nie gedacht, dass mein Mann mich einmal hübsch machen müsste, aber es ist zu einer liebevollen Routine geworden, dass er mir oft bei der Frisur, bei Kleidung und Accessoires hilft, die ich bereits am Vorabend ausgewählt habe. Mir ist nämlich mein gutes Aussehen wichtig: Ich mag schöne, farbige Pullis, passende Pulswärmer und Halstücher, manchmal auch eine Kette.

Mein Mann hat für diese Tätigkeiten Zeit, da er seine Stellenprozente im Pfarramt auf 65 Prozent reduzieren konnte. Er übernimmt mittlerweile einen nicht unerheblichen Teil meiner Pflege.

Anschließend werde ich in mein Zimmer gefahren.

Es ist mittlerweile etwa 10.30 Uhr. Die IV-Assistentin trifft ein.

Wir haben insgesamt vier IV-Assistentinnen, die wir alle sehr schätzen: Jenny und Priska sowie die «Springerinnen» Marietta und Michaela. Sie bleiben jeweils an vier Tagen der Woche bis abends um 18 Uhr bei uns, teilweise sind sie auch später am Abend und am Wochenende im Einsatz.

Über ein Babyphone kann ich praktischerweise mit ihnen in Kontakt bleiben, auch wenn sie außerhalb meiner Reichweite Arbeiten im Haus tun. Ich kann mir sicher sein, dass eigentlich immer jemand im Haus ist, falls ich einmal Hilfe brauche, was aber natürlich mit allen Beteiligten organisiert werden muss.

Nun lasse ich mir, wie jeden Tag, von meinem Computer 15 Minuten lang Abschnitte aus der Jahresbibel vorlesen. Ich brauche zwar jemanden, der mir die entsprechende Homepage öffnet, aber das Pausieren der Lesung kann ich selbst vornehmen. Die Lesung aus der Jahresbibel ist für mich täglich wie das zweite, allerdings bekömmlichere Frühstück.

Danach klicke ich die Homepage von Radio SRF 1 an. Sie werden sich fragen, wie ich das mache, da ich ja meine Hände kaum noch benutzen kann.

Auf meinem Arbeitstisch befindet sich eine kleine, rutschfeste Matte, auf der drei je 5 Zentimeter große farbige Buttons befestigt sind. Über die Schultermuskulatur kann ich den leicht angewinkelten rechten Arm anheben und so steuern, dass ich mit der rechten Hand auf den gewünschten Button schlage. Damit kann ich (meistens) mein geliebtes Radio eigenständig anstellen. Besonders liebe ich bei Radio SRF 1 den «Blick ins Studio», den ich gerne täglich aufrufe. Dort sehe ich die Moderatorinnen und Moderatoren, die ich schon seit Jahren kenne und schätze.

Wenn dann später irgendwann die Türglocke läutet, weiß ich, dass mein Physiotherapeut zu Besuch kommt, der mich zweimal pro Woche kompetent behandelt: Er versucht, die Verkrampfungen meiner Muskulatur in den Armen, im Nacken und in den Beinen zu lösen. Darüber bin ich froh.

Im Anschluss schaue ich eine Fernsehsendung vom Abend zuvor, «10 vor 10», die für meinen Schlafrhythmus zu spät ausgestrahlt wurde. Info-Sendungen zu Politik oder Gesundheit interessieren mich sehr. Was bin ich deshalb dankbar für die heutige Technik! Mediatheken sind praktisch. Oder denken Sie an Liveübertragungen von Gottesdiensten. Ich bin sonntags regelmäßig am Bildschirm mit dabei.

Jetzt schlägt die Kirchturmuhr schon zwölf. Die IV-Assistentin hat Mittagessen zubereitet. Es gibt Kartoffelauflauf. Wie immer muss ich mich dazu zwingen, ein paar Happen zu essen, wobei mir natürlich wieder jemand helfen muss: entweder mein Mann oder die Assistentin.

Wir haben mittags meistens viele Leute am Tisch: Häufig kommen zwei unserer Söhne, eine oder zwei unserer Schwiegertöchter und dazu die Schwiegereltern von Jonathan, unserem ältesten Sohn. Die Gemeinschaft macht mir großen Spaß. Es ist jeder bei uns willkommen, der sich rechtzeitig angemeldet hat. (Wenn jemand spontan hinzukommt, finden wir auch immer eine Lösung.)

Nach lebhaften Tischgesprächen, bis etwa 13.20 Uhr, geht es wieder in die Horizontale: Ich liege zwanzig bis dreißig Minuten im Bett und versuche mich zu entspannen; dabei höre ich gerne ein wenig Radio.

Übrigens kann ich meine Hausschuhe aus Filz im Bett anlassen! Warum? Weil sie den Boden nie berühren – ein sogenannter «Sekundärgewinn» meiner Krankheit.

Am Nachmittag ist, wenn die Sonne uns entgegenstrahlt und es richtig warm ist, ein kurzer Spaziergang angesagt. Wir – es begleiten mich mein Mann oder die jeweilige Assistentin – machen immer etwa dieselbe Tour: einmal über die Straße, an Hasen in Käfigen vorbei, die ein Nachbar in seinem Garten hält. (Ich empöre mich jedes Mal darüber, dass sie in «Einzelhaft» gehalten werden!)

Dann geht es über eine kleine Brücke, unter welcher der Bach durchfließt, bis wir dann an einem Biotop eine kurze Pause einlegen. Wir beobachten, je nach Jahreszeit, Kaulquappen, Frösche oder Libellen. Dann gehen wir an einem Waldstück entlang. Es riecht angenehm erfrischend nach Erde und Laub.

Früher habe ich viele Gebetsspaziergänge im Wald gemacht. Das ist natürlich heute nicht mehr möglich; außerdem ist es mir mittlerweile zu kühl im Wald. Spannend finde ich aber heute noch, dass er in jeder Jahreszeit anders duftet.

Nach dem Wald erreichen wir schon wieder ein kleines Wohnviertel. Dort kommen wir auf dem Rückweg an verschiedenen Einfamilienhäusern, Häuserblocks und an einer Miniatur-Brücke vorbei, die am Rand eines schönen Gartens steht. Wir überqueren die Straße – und bald sind wir wieder zuhause.

Im Laufe des Nachmittags mache ich meist eine sogenannte «Stille Zeit». Das heißt, ich bete innerlich und intensiv zu Gott, schütte ihm mein Herz aus und bete für meine Familienmitglieder und etliche Menschen aus der Kirchengemeinde. Manchmal bittet mich mein Mann auch, für ein spezielles Anliegen zu beten. Ich empfinde diese Zeit als Privileg und sehe darin auch meine Aufgabe für unsere Kirchgemeinde.

Ich wurde einmal gefragt, wie ich mir die vielen Anliegen merke. Die Antwort ist, ich benutze eine spezielle Erinnerungstechnik, bei der mein Körper eine wichtige Rolle spielt: Verschiedene Stellen an ihm verbinde ich mit einem Gebetsanliegen, das mir wieder einfällt, wenn ich in Gedanken zu dieser Stelle komme.

Neben dem Spazierengehen höre ich am Nachmittag auch öfters gerne Hörbücher. Früher, als meine Stimme kräftiger war und ich meine Hände zum Teil auch noch ein wenig benutzen konnte, habe ich mit dem Diktierprogramm *Dragon* regelmäßig Tagebuch geschrieben. Ich vermisse das sehr!

Und dann gibt es, wie wir Schweizerinnen und Schweizer so schön sagen, «Zvieri»: einen Imbiss am Nachmittag gegen vier Uhr. Schon wieder essen ... Aber zum Glück ist es etwas Süßes, das schmeckt mir gewöhnlich doch noch etwas mehr.

Bis um 17 Uhr werden dann verschiedene Dinge, die anstehen, von der jeweiligen Assistentin erledigt: Sie schreibt oder beantwortet zum Beispiel E-Mails, sie tippt für mich meine Rückmeldungen zum Programm von Radio SRF 1, sie sortiert und speichert auf dem PC Fotos für mich, oder sie beantwortet und schreibt Nachrichten auf WhatsApp.

Nach 17 Uhr folgt, mit Hilfe der Assistentin, die Toiletten-Tour. Wie lange sie geht, ist immer eine Überraschung, denn es kann von 20 Minuten bis zu 1,5 Stunden dauern. Seit mein Darm seine wichtige Aktivität (Peristaltik) zum größten Teil eingestellt hat, ist es noch komplizierter geworden und für mich äußerst schambehaftet. Die Anzahl der Toiletten-Gänge hat sich mittlerweile mehr als verdoppelt, was für alle Beteiligten aufwendig und unangenehm ist.

Später schaue ich dann Fernsehen, gerne Info- oder Regionalsendungen, und darauf folgt das Abendessen: Meistens esse ich nur ein paar Stücke Käse und trinke dazu zwei große Tassen Bouillon. Ich habe schon den ganzen Tag viel getrunken, damit mein Bauchkatheter nicht verstopft, was sehr unangenehme Konsequenzen hätte.

Am Abend sehe ich mir mit meinem Mann oder einer lieben Assistentin die Nachrichten an und danach einen schönen Film auf Netflix oder einer DVD. Auch wenn Filme kein Ersatz sind fürs Ausgehen, wozu ich leider nicht mehr fähig bin, erfreuen wir uns an diesem kleinen Stück Normalität. In letzter Zeit hat mir die Serie «Outlander» besonders gut gefallen: Eine ehemalige Militärkrankenschwester wird 1945 in das Jahr 1743 zurückversetzt. Dort lernt sie den schneidigen Highland-Krieger Jamie Fraser kennen, verliebt sich in ihn und erlebt viele Abenteuer. Beim Anschauen dieser Serie tauche ich in eine andere Zeit und Welt ein, was mich zeitweise von meiner Situation ablenkt.

Der Tag neigt sich allmählich dem Ende zu, und ich begebe mich langsam in Richtung Bett. Dazu brauche ich natürlich wieder reichlich Hilfe: beim Hinauffahren in den ersten Stock, beim Anziehen des Pyjamas, beim Zähneputzen, beim letzten Toiletten-Gang des Tages und beim Einnehmen von Medikamenten. Diesmal sind es übrigens sogar achtzehn Stück.

Zwischen 21.50 und 23 Uhr schlafe ich dann schließlich (erst einmal) ein.

Der nächste Tag kann kommen …

TEIL 2

Rückblick:
Meine Lebenszeit
vor der Erkrankung

Als noch vieles möglich schien

Ich teile meine Lebenszeit in zwei Hälften auf: in die vor der Krankheit und die mit der Krankheit. Sämtliche Wünsche und Vorstellungen, die ich vorher hatte, haben sich seit der Diagnose MS radikal verändert.

Vorher schien noch vieles möglich in meinem Leben. Ich war glücklich verheiratet, war stolze Mutter dreier wunderbarer und gesunder Söhne und arbeitete in meinem Wunschberuf als Psychologin.

Ich habe mich ständig weitergebildet, Praxisausbildungen in Systemischer Therapie und der sogenannten Logotherapie (auf die ich später genauer eingehe) gemacht. Ich hatte Pläne für wissenschaftliche Arbeiten und Referate und engagierte mich auch regelmäßig in der Kirchgemeinde, in der mein Mann zu dem Zeitpunkt Pfarrer war.

Ich habe zudem viel gemalt und mich kreativ mit unterschiedlichsten Themen auseinandergesetzt.

Das kann ich heute alles nicht mehr.

Kindheit und Schulzeit

Zunächst ein Rückblick: Ich bin in den 1960er Jahren in Luzern aufgewachsen. Für mich war und ist das übrigens die schönste Stadt der Welt, mit dem Vierwaldstättersee und den Bergen, die man in der Ferne sieht. Ich liebe die Kombination aus alt und neu – dafür stehen zum Beispiel die bekannte historische Kapellbrücke und das moderne Kultur- und Kongresszentrum Luzern (KKL).

In meiner Kindergartenzeit hatte ich eine katholische Freundin namens Nina. In ihrer Familie wurde immer vor dem Essen gesungen, zum Beispiel «Für Speis und Trank». Das hat mich sehr beeindruckt, und so wurde bei mir ein erstes Samenkorn für den Glauben gelegt. In der dritten Klasse hatten wir dann eine Lehrerin, die auch mit uns gesungen hat. – Bei uns zu Hause sprechen oder singen wir auch heute noch jeweils vor dem Essen ein Tischgebet. Das ist Ausdruck unserer Dankbarkeit Gott gegenüber; nichts ist selbstverständlich, auch das tägliche Essen nicht.

Ich erlebte im Kindergarten und in der Vorschule eine sehr glückliche Zeit. Ich hatte allerdings große Lernschwierigkeiten; doch dank der Unterstützung meiner Eltern und verschiedener kompetenter Lehrpersonen konnten diese Schwierigkeiten nach und nach kompensiert werden. Und auch Großväter sind gut darin, ihren Enkelinnen Mut zu machen! Mein Großvater mütterlicherseits meinte immer: «Sie schafft das schon. Ihr werdet's schon sehn: Irgendwann tut sich bei ihr plötzlich ein Knopf auf!»

Wenn ich erzähle, dass ich zuerst die Beobachtungsklasse (Kleinklasse mit «Stützunterricht», also: Lernbegleitung), die normale Primarschule, dann die Sekundarschule, das Gymnasium und schließlich die Universität absolviert habe, dann als Psychologin gearbeitet und noch zwei Weiterbildungen abgeschlossen habe, staunen manche, dass ich so weit gekommen bin.

Ab der zweiten Primarschulklasse bin ich dann sehr gerne in die Schule gegangen. In der Beobachtungsklasse hat mir sehr gut gefallen, dass der Lehrer gesagt hat: «Dumme Fragen gibt es nicht – nur nicht zu fragen ist dumm.» Daran halte ich mich immer noch. Ich stelle immer noch, oft wie aus dem Nichts heraus, viele Fragen. Und Sie werden es merken: Auch dieses Buch enthält Fragen.

In der Sekundarschule hatte ich dann einen sehr strengen Lehrer, der viel von uns erwartete – diese Herausforderung war für meine Entwicklung von großem Wert. Und ich denke, an dem Punkt ging dann der «Knopf» auf, von dem mein Großvater gesprochen hatte.

Mein Weg mit Gott – oder: Gottes Weg mit mir

Angefangen hat es mit meiner Großmutter väterlicherseits, Lina Famos: Schon als Kind wusste ich, dass sie für mich betete, und sie war es auch, die am Abend beim Ins-Bett-Gehen einen kurzen rätoromanischen Gebetsreim mit mir sprach:

Eu sun pitschnet,
meis cour es net,
ingio chi dmura be Jesu sulet!

(Das entspricht dem deutschen Kindergebet:
Ich bin klein,
mein Herz ist rein,
soll niemand drin wohnen als Jesus allein!)

Meine Großmutter mütterlicherseits, Alwina Schilliger, hat mich während meiner ganzen Kindheit begleitet und war bis zu ihrem Tod wichtig für mich. Auch sie betete für mich ein Kindergebet:

Guten Abend, gute Nacht, von Englein bewacht, schlüpf unter die Deck', morgen früh, wenn Gott will, wirst du wieder geweckt.[1]

---

[1] Dies entspricht zwar nicht der offiziellen Fassung des bekannten Lieds, aber es sind die Verse, die mir heute noch genau so in Erinnerung sind. (In seiner heute bekanntesten Form stammt das Lied von Johannes Brahms, der es 1868 unter dem Titel «Wiegenlied» vertonte.)

Ich bin meinen beiden «Nonas» (wie ich sie auf Rätoromanisch nannte) dankbar. Ich denke, dass Großmütter für ihre Enkelinnen und Enkel in vielerlei Hinsicht sehr wichtig sind! Inzwischen bin ich ja selbst Großmutter dreier Enkel und bete natürlich auch jeden Tag für sie.

Verliebt in Elvis Presley

Als Jugendliche war ich, ab circa vierzehn, einige Jahre lang bis über beide Ohren verliebt in Elvis Presley, den berühmten «King of Rock 'n' Roll» (und das, obwohl er zu diesem Zeitpunkt schon nicht mehr lebte!). Ich bezeichnete ihn sogar als meinen «Gott» und entwickelte eine ungesunde Fixierung auf ihn. Ich besaß mehr als 100 Elvis-Schallplatten, und in meinem Zimmer fand man keinen weißen Flecken an der Wand ohne ein Poster von ihm. Hinter der Zimmertür prangte an der Wand ein lebensgroßes Foto von ihm, das jeden erschreckte, der das Zimmer betrat.

Elvis war ja bereits 1977 gestorben. Als mir das klar wurde, dachte ich mir plötzlich – heute kann ich das kaum noch glauben –: Wenn er nicht mehr lebte, sollte auch ich nicht mehr leben! Damals war ich sehr radikal. Ich habe mir tatsächlich Geld zusammengespart und geplant, damit bei verschiedenen Apotheken Schlafmedikamente zu kaufen und mich damit umzubringen! Das Geld habe ich in einem Schränkchen aufbewahrt.

Nach einem Ferienaufenthalt im Jahr 1978 in Italien war es so weit, und ich wollte meine Absicht in die Tat umsetzen. Aber: Da war das Geld weg! Vielleicht, so denke ich heute, hat Gott auf eine geheimnisvolle Art und Weise eingegriffen, da er nicht wollte, dass ich mir wegen Elvis Presley das Leben nehme …

Ich hörte damals Elvis' Lieder rauf und runter und verstand den amerikanischen Text gut.

Irgendwo las ich dann, der «King of Rock 'n' Roll» habe gesagt, *er* sei nicht Gott, sondern Jesus allein sei es. Von da an ging ich treu jeden Sonntag in Gottesdienste der reformierten Kirche, auch noch nach meiner Konfirmation. So hatte Elvis doch auch einen guten Einfluss auf mich, denn ich hörte in der Kirche mit Interesse Texte aus der Bibel, die sich mir einprägten.

Wie Elvis für mich verblasste

Im Jahr 1982 – ich war achtzehn – fand in Luzern eine evangelistische Veranstaltung mit dem Titel «Auf Gott hören stellt auf» (auf Hochdeutsch: «Auf Gott hören ermutigt») statt. Damals saß ich gerade auf einer Bank am Seeufer des Vierwaldstättersees und genoss den herrlichen Blick, da sprach mich ein junger Mann an und wollte mit mir über Gott und meine Beziehung zu ihm sprechen.

Ich sagte ihm unverblümt, dass ich ein großer Elvis-Fan sei und nichts mich davon abbringen könne. Ich wisse ja schon, dass man nicht zwei Göttern dienen könne, aber wenn Gott wolle, dass ich meine Bewunderung für Elvis aufgäbe, dann könne er mir gestohlen bleiben.

Der junge Mann hatte die Weisheit und Schlagfertigkeit, mir in dieser Situation meine übertriebene Leidenschaft für Elvis nicht ausreden zu wollen. Er meinte nur, ich könne als Christ schon auch Elvis-Fan bleiben – mit der Zeit werde Elvis für mich dann wohl aber etwas verblassen, weil Gott immer stärker zu leuchten beginne.

Wenn er das nicht gesagt hätte, hätte ich mich nie und nimmer näher mit Jesus beschäftigt. Ich war von diesem Gespräch so beeindruckt, dass ich dann tatsächlich am Abend zu Hause auf meinem Bett einfach Jesus mein Leben mit wenigen Worten anvertraute. Obwohl ich es aus voller Überzeugung tat, wollte ich damals aber kein «Bekehrungsopfer» sein und niemandem die «Trophäe» geben, mich «bekehrt» zu haben.

Bald darauf besuchte ich regelmäßig die Gottesdienste einer Freikirche («Gemeinde für Urchristentum», heute: «Bewegung plus») und erlebte dort eine erstaunliche Weite und Toleranz. Man ließ mir Zeit, Jesus näher kennenzulernen, und ich fühlte mich angenommen, so wie ich war. Die Verantwortlichen der Gemeinde haben zum Beispiel nichts dagegen gesagt, dass ich, als Mitglied einer Luzerner Fasnachtsclique, an Fasnacht entsprechend kostümiert und geschminkt in den Gottesdienst kam, obwohl das Fest von vielen in der Gemeinde als heidnischer Brauch angesehen wurde.

Gottes Geschenk an mich in Amerika: Freude

Ich hatte die Matura (hochdeutsch: Abitur) am Gymnasium Immensee in Küssnacht machen dürfen, einer sehr familiär gestalteten Schule. Dort hatte ich die Begeisterung fürs Lernen entdeckt und war von dieser Entdeckung völlig hingerissen. Meine Eltern hatten Angst, ich würde in dieser Schule katholisch beeinflusst. Das geschah zwar nicht, aber ich wurde dafür linkspolitisch geprägt. Ich glaube, auch das war für meine Eltern eine Herausforderung.

Ungefähr 1985 entschied ich mich für ein Psychologiestudium. Die Aussicht auf ein Studium an der Universität löste bei meinem Umfeld in der Gemeinde Skepsis und Besorgnis aus. Man empfahl mir, vorher eine Bibelschule zu absolvieren. Der Rat leuchtete mir damals ein, und Amerika-Fan war ich sowieso. So besuchte ich eine neunmonatige Bibelschule bei der Organisation «Christ for the Nations» in Dallas.

Es war eine eher konservative Bibelschule, und ich störte mich durchaus an gewissen schrägen Vorschriften: So war es zum Beispiel Frauen nur mit Röcken erlaubt, in die Schule zu gehen, und Männer durften – entgegen dem biblischen Brauchtum – keinen Bart haben.

Dennoch war die Zeit in Amerika für mich wichtig und prägend. Ich fand an der Bibelschule gute Freundinnen, mit denen ich zum Teil bis heute Kontakt pflege, und ich wurde motiviert, die Bibel ganz zu lesen und sorgfältig dazu. Ich lese heute noch sehr gerne in der Bibel. Ich habe sie wahrscheinlich schon zwanzigmal ganz durchgelesen beziehungsweise später dann am PC angehört. Trotzdem entdecke ich immer wieder Neues.

In der Bibelschule gewann ich für mich auch wichtige Erkenntnisse über den Heiligen Geist und darüber, wie er heute noch wirken kann. Einmal wurde ich, so bin ich überzeugt, von diesem Wirken des Heiligen Geistes beschenkt, und zwar mit einem so ausgiebigen und starken Lachen, dass mir der Bauch wehtat. (Dieses Phänomen trat damals in manchen Gemeinden recht häufig auf.)

Ob dieses Lachen etwas damit zu tun hatte, dass mein rätoromanischer Vorname «Seraina» übersetzt «die Heitere» bedeutet? Ob es vielleicht mit dem jahrhundertealten christlichen Brauch des «Osterlachens» verwandt war? Jedenfalls ist die Erfahrung dieses besonderen Lachens mir heute noch präsent und eine Stärkung, eine Ressource der Freude für die großen Herausforderungen meines Lebens geworden. Auch im Freundeskreis wird mir immer wieder gesagt, dass mein strahlendes Lächeln typisch für mich sei.

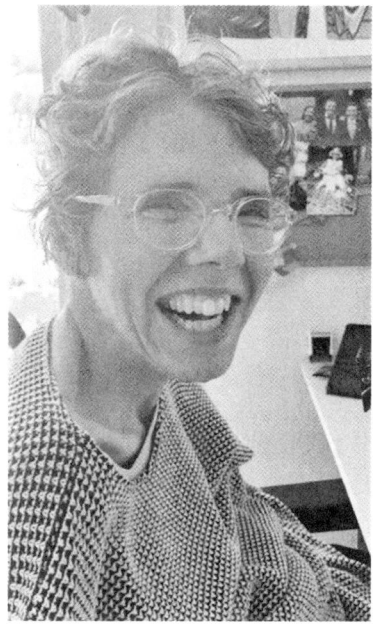

2020: Ich sitze fröhlich an meinem Arbeitstisch.

37

Zurück in der Schweiz: Neue geistliche Heimat

Nach der Rückkehr aus den USA zog ich zum Psychologie-Studium in die Landeshauptstadt Bern und besuchte dort bald auch Gottesdienste der Evangelisch-reformierten Landeskirche. Darüber bin ich bis heute sehr froh; denn ich schätze die Weite und Offenheit, die ich über die Jahre hinweg in den meisten Veranstaltungen der Landeskirche erlebt habe.

In Bern stieß ich auch zur «Fachkreis-Gruppe der VBG (Vereinigte Bibelgruppen)», die sich mit Fragen zu Wissenschaft und Glauben beschäftigte. Mir war diese anspruchsvolle Auseinandersetzung sehr wichtig, um meinen Glauben zu vertiefen.

In der Landeskirche war ich theologisch herausgefordert, denn ich stellte fest, dass die Menschen dort anders glaubten, als ich es bisher in Freikirchen kennengelernt hatte; und daran musste ich mich gewöhnen. Aber ich lernte zu schätzen, dass es in der Theologie der Landeskirche Weite und Spielraum gibt; dass Spannungen in der Bibel und viele Fragen ausgehalten und nicht wegdiskutiert werden und man nicht stets genau zu wissen meint, wie Gott «wirklich» ist. Dazu trägt auch bei, dass in größeren Kirchgemeinden der Schweizer Landeskirche in der Regel mehrere Pfarrpersonen arbeiten und somit auch unterschiedliche theologische Richtungen und Akzente vertreten werden.

Als ich verheiratet war, besuchten Daniel und ich häufig die reformierte Kirche in Ittigen bei Bern, wo er auch ein Kirchenpraktikum absolviert hatte; dort haben wir auch unsern ersten Sohn, Jonathan, segnen lassen.

Ich fühle mich bis heute sehr verbunden mit allen reformierten Kirchgemeinden, die wir kennengelernt haben. Die Kirchgemeinde in Schöftland, in der wir heute leben und in der mein Mann seit 2004 Pfarrer ist, ist mir ausgesprochen wichtig, auch wegen der vielen Kontakte zu lieben Menschen. Sie geben mir ein starkes soziales Netz. Daneben bedeutet mir das reiche Liedgut der reformierten Kirche sehr viel; die Texte berühren mich oft tief, sie werden für mich auch zu persönlichen Gebeten. Eines meiner Lieblingslieder ist «In dir ist Freude, in allem Leide» von Cyriakus Schneegass, aus dem 16. Jahrhundert.

Studienzeit: Eine WG ändert mein Leben

Das Psychologiestudium an der Uni Bern begann im Herbst 1987. Auf der Suche nach einer Unterkunft war ich auf das Angebot für ein Zimmer in einer Wohngemeinschaft der VBG gestoßen. Ich kannte die Organisation ja schon und hatte auch im Sinn, mich in dieser christlichen Arbeit unter Studierenden zu engagieren. So kam ich in die Wohngemeinschaft an der Alpenstrasse 5.

Wir lebten in einem großen Haus, das vier Stockwerke, einen großen Garten und ganz viel Charme hatte. Die zwei mittleren Stockwerke wurden von Familien bewohnt, der oberste Stock von sechs Frauen und der unterste von sechs Männern. Wir aßen oft alle gemeinsam, und so hatte ich reichlich Gelegenheit, die Studierenden, die ganz unterschiedliche Fächer an der Uni belegten, gut kennenzulernen.

Auch mein späterer Mann Daniel, der evangelische Theologie studierte, war bei diesen ausgelassenen Tischgemeinschaften mit dabei, und wir kamen uns, insbesondere beim gemeinsamen Abwaschen nach dem Essen, näher. Wir führten tiefe, persönliche Gespräche. Ich habe mich damals Hals über Kopf in ihn verliebt, vor allem, als ich ihn Gitarre spielen hörte. Daniel sah sehr gut aus, und mir gefiel sein schönes, volles Haar.

Aber ich war ja eigentlich zum Studieren in Bern! Die Vorlesungen und Seminare an der Uni waren spannend, forderten mir aber auch einiges ab. Parallel dazu inspirierte mich die Auseinandersetzung mit dem Thema «Glaube und Denken», welche in der VGB intensiv betrieben wurde. Ich war Teil der Leitung der Berner Gruppe der VBG, und das Kennenlernen unterschiedlichster Glaubensansätze und Frömmigkeitsstile prägte mich stark.

Auch Daniel als Theologiestudent und Landeskirchler vertrat oft Ansichten, bei denen ich schlucken musste. Als ich ihn besser kennenlernte, änderte sich das.

Heute muss ich sagen: Neben der Entscheidung für Gott war es die beste Entscheidung meines Lebens, dass ich Daniel das Jawort gegeben habe. Ich habe den allerliebsten Mann, den ich mir hätte wünschen können!

Traumhochzeit und Wunschkinder

Daniel und ich heirateten im Jahr 1991, noch während unseres Studiums. Obwohl wir deshalb nur ein sehr bescheidenes Budget hatten, war es doch ein großes, wunderbares Fest.

Und 1993, noch vor Abschluss unserer Ausbildungen in Psychologie und Theologie, haben wir dann bereits unseren ersten Sohn Jonathan bekommen. Er war von Anfang an, wie alle unsere Kinder, ein sehr geliebtes Kind. Heute ist er verheiratet mit seiner wunderbaren Frau Deborah, und sie haben schon zwei Kinder, Louis und Malea. Wir sind sehr stolz auf Jonathan und immer wieder beeindruckt von seinem liebevollen Umgang mit seinen Kindern und seiner Frau.

1996 zogen wir um nach Winznau, das in der Nähe des AKW Gösgen liegt. Dort bekamen wir im selben Jahr unseren zweiten Sohn, Jeremia, der uns ebenso große Freude macht. Heute ist er verheiratet mit seiner Frau Mirjam, und die beiden haben einen Sohn, Timael. Sie sind eine schöne Familie.

Im Jahr 1998 sind wir nach Trimbach gezogen und haben dort ein Jahr später, 1999, unseren dritten geliebten Sohn, Samuel, bekommen. Auch er war ein Wunschkind: Im Trimbacher Pfarrhaus war genügend Raum für drei Kinder vorhanden, was wir auch als eine Fügung Gottes sahen. – Heute ist Samuel mit seiner lieben Freundin Shirin zusammen, und er lässt sich zum Sozial-pädagogen ausbilden.

Alle Geburten meiner Söhne waren speziell und schön und wie ein Wunder für mich: Jonathan ließ sich Zeit, Jeremia und Samuel kamen dagegen schneller. Ich durfte zwei meiner Söhne im Stehen gebären. Wenn ich etwas aus meinem Leben noch-mals erleben wollte, dann wären es diese Geburten, die für mich nur mit guten Erinnerungen verbunden sind.

Seraina Hintermann, lic. phil. I, Einzel-, Familien- u. Paartherapeutin; Logotherapeutin

Anfang 1996 schloss ich mein Studium der Psychologie an der Universität Bern ab und begann im Mai desselben Jahres, in der Beratungsstelle *Sela,* der «Stiftung für Seelsorge, Lebensberatung und Ausbildung» in Aarau, zu arbeiten.

Schon bald hatte ich aber das Gefühl, dass die Psychologie mir zu wenig «Handwerkszeug» für meine beraterische Arbeit gelie-fert hatte – und suchte nach einer Praxisausbildung: Ich erwarb von 1998 bis 2001 einen Abschluss in phasisch-systemischer Paar- und Familientherapie. Eine zweite Praxisausbildung kam 2006 dazu: In Chur lernte ich am Institut für Logotherapie und Exis-tenzanalyse die Logotherapie gründlich kennen, auf die ich später noch genauer eingehen werde.

Bis 2016 konnte ich trotz MS in der Beratungsstelle *Sela* Ein-zelpersonen, Paare und Familien mit Kindern beraten, und bis 2020 war ich außerdem parallel dazu als Psychotherapeutin mit eigener Praxis tätig.

Als ich nach gut fünfzehn Jahren – wegen einer langen Treppe im Eingangsbereich – nicht mehr ins Büro der *Sela* nach Aarau gelangen konnte, hat es mich gefreut, dass meine Klientinnen und Klienten zu uns nach Schöftland kamen und mir damit die Welt nach Hause brachten.

Nach zwanzig Jahren kündigte ich bei *Sela,* weil die MS mich irgendwann zu stark einschränkte. Ich kann heute nicht mehr als Psychologin arbeiten, unter anderem, weil mein Kurzzeitgedächtnis schlechter geworden ist und ich zu wenig Atem habe, um angemessen laut und gut verständlich zu sprechen. Mittlerweile muss ich beim Sprechen die Sätze in mehrere Teile aufteilen und dazwischen Atem holen. Jemand sagte mir, es klänge wie die Kunstpausen bei einer Lyriklesung ...

Dass ich nicht mehr in meinem Beruf arbeiten kann, ist für mich ein schmerzlicher Verlust, weil es mir immer Freude gemacht hat, Menschen aus verfahrenen Situationen herauszuhelfen. Meine Arbeit hat mich begeistert, weil sie mir immer wieder Erkenntnisse darüber vermittelte, wie der Mensch funktioniert. Und von diesen Erkenntnissen profitiere ich noch heute.

TEIL 3

Die Diagnose Multiple Sklerose und die Folgen

Der Schock und meine ersten Erfahrungen mit Ärzten und dem Gesundheitswesen

Vor der Diagnose der MS-Erkrankung hatte ich einen wiederkehrenden Traum: Ich träumte, dass ich vor einer schriftlichen Prüfung saß. Ins Tagebuch schrieb ich im Februar 2002: «Ich las die Frage und erschrak, weil ich darauf nicht vorbereitet war. Aber dann habe ich einfach drauflosgeschrieben.» Ich habe also versucht, die Prüfung mit gesundem Menschenverstand zu lösen.

Heute gehe ich davon aus, dass der Traum mir zeigte, dass ich nun vor einer neuen Lebensaufgabe stand.

Wie kam es nun zur Diagnose? Unsere Hochzeitsreise konnten wir erst nach zehn Jahren Ehe, also im Jahr 2001, machen. Wir reisten nach Florenz. Dort habe ich gemerkt, dass ich «viel zu große Füße» hatte; ständig bin ich gestolpert. Wahrscheinlich braucht es einfach gute Physiotherapie, dachte ich mir, und das Problem ist gelöst. Mein Mann hat mich dann aber ermutigt, doch zum Doktor zu gehen.

Unser Hausarzt untersuchte mich und stellte fest, dass etwas mit meinen Reflexen nicht in Ordnung war. Er drängte darauf, dass ich möglichst schnell nach Basel zur Abklärung ins Unispital ginge.

Nach einem mehrtägigen Marathon mit vielen Untersuchungen wurde mir dort trocken und emotionslos von einem Neurologen die Diagnose «Multiple Sklerose» eröffnet; er sagte, ich solle mich für die weitere Behandlung mit meinem Hausarzt in Verbindung setzen.

Als ich die Diagnose hörte, fühlte ich mich wie geohrfeigt. Ich war entsetzt darüber und fast ebenso sehr über die gefühllose Art und Weise, wie sie mir überbracht wurde: Der Neurologe wusste ja nicht, ob ich mich nach dieser Hiobsbotschaft nicht von der nächsten Brücke stürzen würde! Nicht einmal mein Mann war ja dabei, als ich die Diagnose erhielt.

Als ich das Unispital verließ, kam mir der Bibelvers in den Sinn, den ich Anfang jenes Jahres im Gottesdienst als Spruchkärtchen gezogen hatte: «Der Herr ist nahe denen, die zerbrochenen Herzens sind» (Psalm 34,19). Dieser Erinnerung habe ich es zu verdanken, dass ich mich nicht auf dem Heimweg gleich von einer Brücke stürzte.

Ich telefonierte beim Heimfahren mit meiner Mutter, und zum ersten und einzigen Mal in ihrem Leben hat sie damals «Scheiße» gesagt! Das hat mich erstaunlicherweise sehr getröstet, dass sie das gesagt hat – ich spürte, wie tief sie die Situation verstand. Auch mein Mann war sehr empört über die empathielose Eröffnung der Diagnose durch den Neurologen.

Noch am selben Tag meldete sich Dr. Heiniger, unser einfühlsamer Hausarzt, bei uns, der meine Diagnose bereits vom Unispital erhalten hatte. Er kam sogar zu uns nach Hause, erklärte uns die Krankheit genauer und hat dann auch für mich und meine Familie gebetet. Das war für ihn als überzeugten Christen selbstverständlich. Dr. Heinigers Gebet war sehr wichtig für uns; wir sind ihm heute noch dafür dankbar: So fühlten wir uns weniger alleingelassen mit dieser harten Diagnose.

Die Geschichte mit der MS begann also damals, Ende Dezember 2001. Solche schwer verständlichen Erfahrungen wie mit jenem Arzt damals in der Uniklinik Basel habe ich in den vergangenen zwanzig Jahren leider immer wieder machen müssen. Ich fühlte mich oft nicht ernst genommen und empfand, dass man nicht angemessen auf meine immer schwieriger werdende Lebenssituation einging und von vielen Ärztinnen und Ärzten zwar Professionalität in ihrem Fachgebiet, aber offenbar kaum Mitmenschlichkeit zu erwarten ist.

Natürlich habe ich auch gute Erfahrungen mit Ärztinnen und Ärzten gemacht – und noch mehr mit kompetentem Pflegepersonal in Spitälern, bei der Spitex und mit meinen IV-Assistentinnen! Dennoch ist mein Vertrauen ins Gesundheitswesen allgemein im Laufe der Zeit immer mehr geschwunden – nicht zuletzt durch das Ausmaß an Bevormundung, das ich in den letzten Jahren in Pflegeheimen erfahren musste.

Ein ums andere Mal frage ich mich: Können sich denn wirklich nur so wenige Pflegende in die Situation einer Pflegebedürftigen einfühlen und hineinversetzen? Es liegt nicht nur daran, dass zu wenig Zeit für die Einzelnen vorhanden ist, es liegt auch an der Haltung mancher Leute im Pflegebereich. Diese Arroganz, die einem in Heimen und Spitälern begegnen kann, habe ich sooo satt. Auf diese Themen werde ich deshalb später noch genauer eingehen.

Multiple Sklerose – die Krankheit der 1000 Gesichter

Was ist eigentlich Multiple Sklerose? Hier lasse ich am besten die Fachleute der Schweizerischen MS-Gesellschaft[2] zu Wort kommen:

> Multiple Sklerose (MS) ist eine chronisch fortschreitende, neurologische Erkrankung und betrifft das zentrale Nervensystem (das sind Gehirn und Rückenmark). Nervenzellen des Gehirns senden und empfangen Signale an Körperteile und Organe. Die Nervenimpulse wandern entlang der Nervenfasern, die durch die sogenannte Myelinschicht isoliert sind.
>
> MS ist die Folge von zwei Prozessen:
>
> Erstens wird die eigene Nervenisolierschicht irrtümlicherweise vom Immunsystem angegriffen und abgebaut (Autoimmunvorgang). Es werden lokale Entzündungsherde im zentralen Nervensystem verursacht und die Myelinschicht zerstört.
>
> Zweitens spielen auch abbauende Vorgänge eine Rolle, bei denen die Nervenfasern und Nervenzellen beschädigt werden. Dadurch treten Störungen in der Signalweiterleitung auf.
>
> Entsprechend der Schädigung treten unterschiedliche Störungen und Behinderungen auf.

---

[2] Vgl. https://www.multiplesklerose.ch/de/ueber-ms/multiple-sklerose/krankheitsbild/ – Stand: 17.05.23 (Der Text wurde für dieses Buch minimal abgeändert.)

Die Befehle aus dem Gehirn werden also nicht mehr sauber übermittelt. Das führt dann zu vielen schlimmen Folgen. Die MS-Gesellschaft listet folgende Symptome auf, von denen ich leider bereits viele aufweise:

- *Sehstörungen (z. B. Sehschwäche, Doppelbilder)*
- *Sprech- und Schluckstörungen*
- *Schwindel*
- *Empfindungsstörungen (Kribbeln, Temperaturempfindlichkeit)*
- *Fatigue (Müdigkeit)*
- *Muskelschwäche*
- *Muskelsteife (Spastik)*
- *Kognitive Störungen (z. B. Konzentrations- und Gedächtnisstörungen)*
- *Depressionen und Stimmungsänderungen*
- *Schmerzen*
- *Blasen- und Mastdarmstörungen*
- *Sexuelle Funktionsstörungen*

Manche dieser Symptome sind «typisch» für MS, aber bei den meisten Betroffenen sind sie ganz individuell kombiniert. Ich erzähle später genauer, welche Symptome ich gegenwärtig wie erlebe.

Um es noch etwas komplizierter zu machen, gibt es auch noch unterschiedliche Verlaufsformen: Von den sogenannten Schüben betroffen sind etwa 85 Prozent der an MS-Erkrankten. Wer von der schubförmigen MS betroffen ist, kann sich zwischendurch meistens wieder ein wenig erholen, wenn die Beschwerden sich eine Zeit lang zurückbilden. Die Schübe können mit etlichen verschiedenen Medikamenten hinausgezögert oder verlangsamt werden.

Meine MS-Form dagegen ist «primär progredient»: Ich hatte keine Schübe, dafür verschlechterte sich meine Gesundheit von Anfang an stetig, und die Symptome verschlimmerten sich zunehmend. Bei dieser Variante helfen in der Regel keine Medikamente; keine Besserung ist möglich. Man kann bei meinem Krankheitsverlauf nur die Symptome mildern.

Ich habe an verschiedenen Studien teilgenommen und musste hören, dass neu entwickelte Mittel bei meinem bereits fortgeschrittenen Zustand der MS nicht mehr wirken würden.

Ich hatte relativ bald nach Beginn der Krankheit schon Lähmungen in den Beinen. Einige Jahre später folgte eine Schwäche der Arme und Hände, und ich spürte kaum mehr etwas mehr über die Nerven der Haut. Zum Beispiel konnte ich nach einigen Jahren nicht mehr spüren, wenn eine Fliege über meinen Unterarm krabbelte. Diese besonders feine Wahrnehmung, über die sich die meisten Menschen sofort ärgern, hatte ich früher immer sehr geschätzt; es war, wie wenn jemand ganz besonders fein über meine Haut streichelte. Ich war äußerst traurig, als ich das nicht mehr spüren konnte.

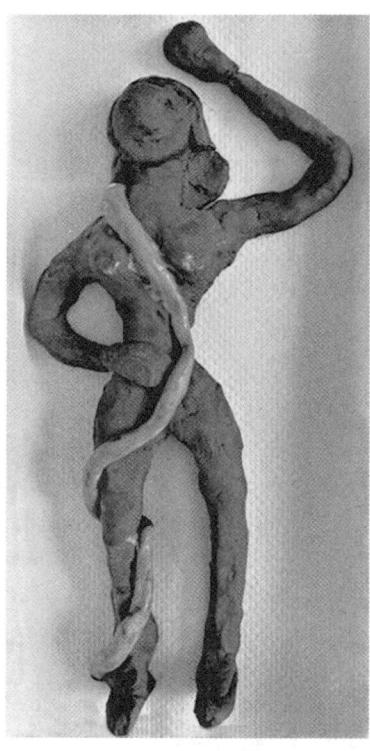

Dies ist eine Tonskulptur von mir, mit der ich versucht habe zu erklären, was MS für mich ist. Die Krankheit ist wie eine Schlange, die sich um mein Bein schlängelt und immer mehr zudrückt.

So ähnlich war es mit unserer früheren Katze Pascha, die ich immer so gerne gestreichelt hatte: Eines Tages konnte ich ihr Fell nicht mehr mit der Hand spüren. Ich glaube, jeder, der Katzen liebt, kann sich vorstellen, wie schmerzlich dieser Verlust war.

Zu Beginn der Krankheit konnte ich noch etwa vier

Jahre lang mit Begeisterung Israelische Volkstänze in einer Gruppe mitmachen, wofür ich ab 2004 sogar von Schöftland mit dem Zug nach Olten fuhr. Danach ging es mir jeweils sehr gut, und ich konnte sogar ein wenig besser gehen. Doch dann merkte ich auf einmal, dass meine Beine nicht mehr mitmachten.

Da ist eine Welt für mich zusammengebrochen.

Der Umgang mit der Krankheit MS

Der Umgang mit der Krankheit MS ist schwierig. Sie hat mich an so viele Grenzen geführt, und so vieles ist mir genommen worden: die Arbeit, das Tanzen, meine Kreativität beim Malen und Formen von Skulpturen, die Fähigkeit, den Haushalt zu machen, aufzuräumen, ein Buch zu halten, zu lesen – was schwerfällt, weil der Sehnerv beschädigt ist –, von Hand zu schreiben, zu tippen und so vieles mehr. Ganz aktuell fehlt es mir sehr, dass ich nicht meine Enkelkinder im Arm halten und liebkosen kann.

Krämpfe, Übelkeit und Untergewicht

Abgesehen von den vielen Grenzen, die die Krankheit mir aufzwingt, ist sie auch mit etlichen Beschwerden verbunden. Die Muskulatur verkrampft sich häufig, und das führt zu starken Schmerzen, wie sie jeder von einem heftigen Wadenkrampf kennt. Während Gesunde diesen Wadenkrampf nach einigen Minuten überstanden haben, muss ich diese Qual oft über Stunden wehrlos ertragen und darauf warten, dass sie aufhört.

Seit vielen Jahren nehme ich starke Medikamente. Diese greifen den Magen an, weshalb mir vermutlich oft übel ist. Ich habe keinen Appetit und esse deshalb auch sehr wenig – ich muss mich dazu sogar meist zwingen. Frühere Lieblingsspeisen wie zum Beispiel «Brönnti Crème» (Karamell-Crème) oder Schokolade esse ich schon lange nicht mehr oder nur in kleinsten Dosen, da mir so häufig schlecht ist.

So kommt es auch, dass ich ständig an Gewicht verliere. Um

nicht untergewichtig zu werden, erhalte ich zusätzlich jeden Tag «Astronautennahrung».

Wie ich weiter oben schon beschrieben habe, kann ich seit einigen Jahren wegen der Schwächung meiner Arme und Hände auch nicht mehr eigenständig essen und werde «gefüttert». Das führt zu einer vollständigen Kontrolle anderer über mein Essverhalten. Wer mich füttert, weiß ja immer, wie viele Häppchen ich zu mir genommen habe, und will mich meist wie ein widerspenstiges Kleinkind dazu bewegen, doch noch etwas mehr zu essen. Das ist für mich äußerst unangenehm.

Schamgefühl

Ständig präsent in meinem Alltag ist auf vielen Ebenen ein ausgeprägtes Schamgefühl. Denn ich muss ja gepflegt werden – also muss mein ganzer Körper gewaschen werden, und zwar oft nicht von Menschen, die mir sehr nahestehen, sondern von Fremden.

Zum Beispiel muss ich mich regelmäßig nach dem Stuhlgang reinigen lassen. Seit, wie bereits erwähnt, mein Darm seine Aktivität (Peristaltik) größtenteils eingestellt hat (was sehr gefährlich ist), sind solche Reinigungsaktionen natürlich noch anspruchsvoller und umfangreicher für alle Beteiligten geworden.

Zwar sagen alle, die mir freundlich und kompetent helfen, es sei doch gar nicht so schlimm und sie machten das ja schon seit zwanzig oder gar fünfunddreißig Jahren. Ich halte dann schlicht dagegen: «Wenn ich wie ein Baby ins Bett mache und Fremde sich darum kümmern müssen, geht es mir nicht gut!» In einer solchen Situation würde sich ja wohl jede und jeder schämen.

Und: Sie alle, die mir helfen, waren bisher noch nie am anderen Ende, also in meiner Position! Wie würden sie sich wohl in Windeln fühlen? Da hilft auch die Fachbezeichnung «geschlossenes System» für Windelhosen nicht weiter, ebensowenig wie die coole Benennung «ID Expert Belt Plus M» für Inkontinenzslips mit Gürtel. Mir scheint, ich werde mich an diese Produkte und dieses Prozedere nie gewöhnen.

Zusätzlich muss ich ja schon täglich morgens und abends – wie ein hilfloses Baby – komplett an- und wieder ausgezogen werden.

Ich habe, wie bereits bei der Beschreibung meines Alltags erwähnt, ja einen Bauchkatheter. Der dazugehörige Urinbeutel muss regelmäßig von jemandem geleert werden. Die entsprechenden Geruchsemissionen stören mich jedes Mal; umso mehr, da peinlicherweise stets ein anderer Mensch dabei ist. Ich habe aber auch einen ganz besonders gut ausgeprägten Geruchssinn, und daher brauche ich sehr viel Parfüm und gut duftende Lotionen, um mich von den Gerüchen abzulenken.

Es war hilfreich, sich bei diesem Prozedere, wie auch bei der Situation des Gefüttertwerdens, eine gewisse stoische Haltung anzugewöhnen. Ich lasse es eben über mich ergehen. – Und bin trotzdem in allem auch dankbar für die Hilfe.

Schlafprobleme

Man könnte annehmen, dass ich mit all meinen Beschwerden allein schon aus Erschöpfung nachts sehr gut schlafen könnte. Das ist aber leider nicht so.

Um überhaupt einschlafen zu können, muss ich Medikamente nehmen. Das ist ein besonderes Prozedere: Um Punkt 20.30 Uhr nehme ich das erste Medikament. Dann, unmittelbar vor dem Schlafen, nehme ich das zweite, das einen anderen Wirkstoff hat. Danach darf mich möglichst niemand mehr ansprechen, alle müssen den Raum verlassen, und das Licht im Flur (ich muss bei offener Tür schlafen) muss gelöscht werden. Sonst kann ich nicht einschlafen.

Leider ist mein Schlaf nicht von langer Dauer. In der Regel wache ich bereits um ein Uhr morgens schon wieder auf. Der Grund sind die erwähnten Muskelkrämpfe, die eben Teil der Krankheit sind. Meistens verkrampft sich bei mir die Vorderseite des rechten Oberschenkels, und zwar so sehr, dass es brutal schmerzt. Nach drei bis fünf Sekunden ist es zwar vorbei, aber nach einer kleinen Pause von drei Sekunden geht es sofort wieder los, und es zieht sich manchmal hin bis etwa fünf Uhr morgens! Trotz der Krämpfe schlafe ich dann manchmal nach einer Weile wieder ein.

Weiter oben habe ich ja schon davon erzählt, was ich tue, wenn ich nicht schlafen kann. Ich höre zur vollen Stunde die Nachrichten auf SRF 1 und dazwischen das Musikprogramm. Sehr gerne höre ich während dieser Zeit der Krämpfe auch den beruhigenden, freundlichen Klang der Glocken der reformierten Kirche von Schöftland, die etwa 300 Meter von uns entfernt steht und jede Viertelstunde schlägt. Sie strukturiert mir ja die lange Nacht. Ich lasse, um sie zu hören, auch immer das Fenster ein wenig offen.

Wenn ich wahrnehme, dass ich die Radiomusik oder die Glocke schon ein Weilchen nicht mehr gehört habe, bin ich vermutlich doch eingeschlafen ... Übernachte ich in einer anderen Stadt, hoffe ich immer, dass mich auch dort eine Glocke begrüßt und durch die Nacht begleitet.

Oft aber schmerzen mich die Krämpfe so sehr, dass ich nach meinem Mann rufen muss. Daniel schläft am anderen Ende des Flurs, bei offener Tür, um mich hören zu können. Er steht häufig dreimal pro Nacht auf, um mich umzulagern. Ich brauche spezielle Kissen, um leicht erhöht zu liegen, und diese Kissen müssen neu arrangiert werden. Daniel lagert auch meine Beine um, und dadurch werden die Krämpfe etwas gemildert.

Dieser für mich sehr erlösende Einsatz kostet ihn, der ja als Pfarrer arbeitet, allerdings seine Nachtruhe. Schon seit vielen Jahren hat er ein massives Schlafdefizit. Leider wird er nur einmal monatlich von einer IV-Assistentin, die bei uns übernachtet, vertreten. Damit ich in jedem Fall gehört werde, haben wir das Kontaktphone «Gustav» in ihr und mein Zimmer gestellt. So haben wir eine gute akustische Verbindung.

Ich werde manchmal gefragt, warum die IV-Assistentin eigentlich nicht jede Woche einmal nachts kommen könnte. Meine Antwort ist ernüchternd: Es wäre schlicht zu teuer. Doch zu den Kosten später.

Gelegentlich versuche ich auch, meinen Mann nachts zu schonen: Ich passe ab, wann er aufs WC muss, damit ich ihn nicht extra wecken muss. Darüber ist er manchmal tatsächlich auch froh, aber öfters höre ich dann auch, ich solle ihn auf keinen Fall schonen, damit ich nicht so leiden muss.

An dieser Stelle will ich ein Liebeslied für meinen Mann einfügen, das wunderschöne Lied des Schweizer Liedermachers Peter Reber, «E Vogel ohni Flügel». Dieses Lied (das man übrigens schnell auf YouTube findet) ist zwar aus der Perspektive eines Mannes für eine Frau geschrieben, aber bringt genau zum Ausdruck, was ich für Daniel empfinde.

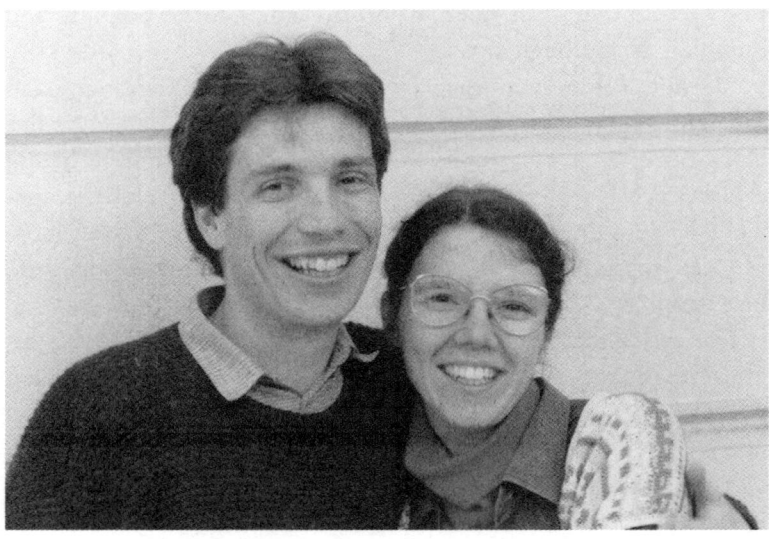

Daniel und ich im Jahr 1990

E Vogel ohni Flügel	Ein Vogel ohne Flügel
Wi schön, dass du bi mir bisch	Wie schön, dass du bei mir bist
Du mys Läbeselixier	Du, mein Lebenselixier
I wär ja so verlore	Ich wär ja so verloren
Was würdi ächt us mir	Was würde nur aus mir
E Vogel ohni Flügel	Ein Vogel ohne Flügel
E Fisch, wo nümm meh schwümmt	Ein Fisch, der nicht mehr schwimmt
Es Schiff, ohni Sägel	Ein Schiff ohne Segel
We my Sunne nümm meh brönnt	Weil meine Sonne nicht mehr scheint
Du teilsch mit mir di Tage	Du teilst mit mir die Tage
Und bisch ganz eifach da	Und bist ganz einfach da
Du bisch my Frou	Du bist meine Frau
Und ig, i bi dy Ma	Und ich, ich bin dein Mann
Mit dir isch so schön z stryte	Mir dir lässt sich so schön streiten
Wüll d so schön chasch vergä	weil du so schön vergeben kannst
De wider gueti Zyte	Dann wieder gute Zeiten
Wo di cha i d Arme näh	In denen ich dich in die Arme nehmen kann
I wär e Vogel ohni Flügel	Ich wär ein Vogel ohne Flügel
Wär e Fisch, wo nümm meh schwümmt	Ein Fisch, der nicht mehr schwimmt
Es Schiff, ohni Sägel	Ein Schiff ohne Segel
We my Sunne nümm meh brönnt	Weil meine Sonne nicht mehr scheint

Ängste im Zusammenhang mit der MS

Im Laufe der vielen Jahre, die ich schon mit dieser komplexen (ich will ja nicht sagen «besch...») Krankheit verbracht habe, war ich schon mit vielen unterschiedlichen Ängsten konfrontiert.

Neben der Angst davor, dass die Krankheit sich verschlimmern könnte, gibt es in meinem Alltag noch viele andere konkrete Befürchtungen. Ich muss zum Beispiel ständig darauf achten, *dass ich weder zu wenig noch zu viel trinke*. Fünf Liter Wasser trinken wäre für den Katheter ideal, manchmal schaffe ich sogar fünf. Wenn ich weniger trinke, hat das jeweils recht unangenehme Folgen für mich. Die kleinen Löcher des Katheters könnten sich dann verschließen – er wäre verstopft, und der Urin könnte nicht mehr abfließen, sondern ginge unangenehmerweise direkt «in die Hose».

Dann müsste ich ins Paraplegiker-Zentrum Nottwil («Paraplegie» bedeutet Querschnittlähmung) gebracht werden, wo der Katheter ausgewechselt werden müsste. Dieser Vorgang ist äußerst schmerzhaft. – Dass ich in der Not das Paraplegiker-Zentrum Nottwil aufsuchen kann, ist allerdings ein Privileg, weil seine Qualität über die Landesgrenze hinaus bekannt ist. Ich habe gelesen, dass zum Beispiel auch Samuel Koch schon hier in Behandlung war.

Da ich so häufig sitze oder liege, besteht immer die Gefahr, wie mir die Fachleute unermüdlich erklären, dass sich ein gefährliches Druckgeschwür, ein sogenannter *Dekubitus,* bildet. Dieser Dekubitus wäre auch sehr schwierig zu heilen. Diese Möglichkeit schwebt immer wie ein Damoklesschwert über mir.

Die Krankheit macht mich außerdem auch *von der Stromversorgung stark abhängig.* Wir müssen ja auch in der Schweiz in Zukunft aus verschiedenen, auch sehr aktuellen Gründen mit einer Stromlücke rechnen. Was wäre dann mit meiner Mobilität? Wie sollte ich mich dann in meinem elektrischen Rollstuhl fortbewegen? Wie sollte ich aus meinem Spezialbett, das herauf- und heruntergefahren werden kann, herausgeholt werden, ohne dass die Pflegenden einen Rückenschaden erleiden?

Ich benutze seit vielen Jahren den schon erwähnten Treppenlift, um von meinem Zimmer im ersten Stock ins Erdgeschoss zu gelangen. Ohne Strom müsste ich die Treppe hinuntergetragen werden und wieder hinauf.

Ich brauche viel extra Wärmezufuhr, da bei mir durch die MS die *Temperaturregelung des Körpers gestört* ist. Ohne Strom hätte ich im Winter keine Heizung und auch keine Wärmesäckchen aus Kirschkernen, mit denen ich häufig und gerne meine Hände wärme, die ich als kalt empfinde.

Durch die MS und die Beschädigung der Schutzhüllen der Nerven ist *mein ganzes Körperempfinden durcheinandergebracht.* Selbst wenn mein Körper «glüht», meine ich beispielsweise, mir sei kalt. Andersherum reichen manchmal aber auch ein paar genießerische Minuten in der warmen Sonne, dass ich einen Schwächeanfall bekomme und sofort in den Schatten gebracht werden muss. Ich habe also den normalen Umgang mit meinen Körpersignalen, zum Beispiel auch bei der Verdauung, verloren und muss sie immer wieder neu in den Kategorien der MS interpretieren lernen. Ich muss also zum «Kopfmenschen» werden, um nicht dauernd in Panik zu geraten.

Ich denke auch manchmal voller Sorge daran, dass uns durch die Folgen der Globalisierung und des Klimawandels einmal *ein Trinkwassermangel* treffen könnte. Das wäre natürlich für das ganze Land eine Katastrophe. Aber für mich wäre schon eine Einschränkung meiner persönlichen dringend notwendigen täglichen Wasseraufnahme gefährlich.

Natürlich beschäftigt mich auch seit Corona in vieler Hinsicht der Gedanke an ähnliche Pandemien (und auch Corona ist ja noch nicht wirklich überstanden). Es bewegt mich zum Beispiel die Frage, wie lange es noch genügend Pflegepersonal in den Spitälern geben wird. Dieses Problem könnte auch für mich sehr konkret werden. Die Corona-Pandemie und die Pflicht, Masken zu tragen, hat damals, wie man sich vorstellen kann, mein Leben noch mühsamer und komplizierter gemacht, als es bereits war.

Bedauerlicherweise kann MS auch zu *beängstigenden kognitiven Einschränkungen* führen. Früher hatte ich ein sehr gutes Gedächtnis und konnte zum Beispiel drei Kapitel aus dem Römerbrief am Stück auswendig. Heute gelingt es mir nicht mehr, eine kurze Passage zu behalten. Deshalb ist mir das tägliche Bibellesen so wichtig, weil ich mich dabei an die Formulierungen erinnern und sie mir einprägen kann. Dann kann auch bei mir geschehen, was die Theologin Rita Famos sagt: «Das Wunder der Verwandlung, das uralte Lese-Worte in ganz persönliche Lebens-Worte verwandelt. In Worte, die ein Fenster zum Himmel öffnen.»

Zurück zu meiner Vergesslichkeit: Oft passiert es mir, wenn ich einen Film sehe, dass ich bereits am nächsten Tag nicht mehr weiß, um was es gegangen ist! Damit habe ich aber einen «sekundären Krankheitsgewinn», denn ich kann den Film schon relativ bald wieder neu genießen ...

Besonders ärgerlich ist es, wenn mir mein Mann den jeweiligen Tagesablauf erklärt und ich ihn schon nach zwei Minuten nicht mehr weiß! Diese Vergesslichkeit hat auch meine Arbeit als Psychologin irgendwann empfindlich gestört und unmöglich gemacht: Bei einem Folgegespräch brauchte ich besonders viele Hinweise darauf, um was es beim Erstgespräch gegangen war.

Dass die kognitiven Beeinträchtigungen noch schlimmer werden könnten, macht mir Angst.

Als besonders nervenaufreibend erlebe ich es immer wieder, wie durch die Krankheit *mein Alltag verlangsamt wird*. Oft werde ich sehr ungeduldig. Alles scheint ewig zu brauchen, und ich kann bei ganz vielen Bereichen (zum Beispiel nur schon bei der Einnahme eines Medikamentes) nicht mehr rasch zugreifen und eingreifen, wie ich es früher konnte. Es macht mir öfters Angst, dass ich keine Kontrolle mehr über die Dinge habe.

Heute wird fast alles in unserem Haushalt und in meinem Tagesablauf durch Hilfen erledigt, und ich brauche nur zuzuschauen und kann mich einfach bedienen lassen ... Zu dieser Einstellung – weg von der Angst vor Kontrollverlust – musste und muss ich mich allerdings durchringen, und ich erkläre später, wie es zu dieser guten Wende kam.

Glocken gegen die Angst

An dieser Stelle ist es mir ein Anliegen, einen Artikel einzufügen, den ich 2008 für die Zeitschrift der Organisation *Sela,* in der ich bis 2019 als Psychologin und Therapeutin tätig war, verfasst habe. Ich habe den Beitrag für dieses Buch ein wenig angepasst.

❖ ❖ ❖

Zum ersten Mal überhaupt hatte ich sorgenvolle Gedanken, als ich an das bevorstehende Jahr 2008 dachte. Im Verlauf der zweiten Hälfte des Jahres 2007 hatte sich mein Gesundheitszustand drastisch verschlechtert. Ich konnte mich außer Haus nur noch mit dem Rollstuhl fortbewegen, und die Kontrolle über die Motorik meiner Hand hatte so sehr nachgelassen, dass ich zuweilen nicht mehr entziffern konnte, was ich geschrieben hatte. An Silvester 2007 habe ich mich gefragt, was sich im kommenden Jahr sonst noch verschlechtern könnte, ob meine Krankheit mir noch mehr wegnehmen oder ob sie nun endlich zu einem Stillstand kommen würde.

In der Dunkelheit der Nacht können sich solche Sorgen extrem aufbauschen. Das weiß jede(r), die/der nachts erwacht und wegen sorgenvoller Gedanken den Schlaf nicht mehr findet. Vielleicht kennen Sie das auch? Vielleicht haben Sie manchmal ebenfalls ein mulmiges Gefühl, wenn Sie an Ihre eigene Zukunft denken.

Am 30. Dezember 2007 war ich im Gottesdienst in Schöftland und durfte die Predigt von Pfarrerin Rosemarie Müller hören. Diese hat mich mitten in diesen Fragen und Sorgen angesprochen. Ich will mit Ihnen einige Gedanken dieser Predigt teilen.

An Silvester wird jeweils viel Lärm mit Feuerwerk, Sektkorken und Böllerschüssen gemacht. Warum macht man das beim Jahreswechsel? Pfarrerin Müller versteht es als eine mögliche Verarbeitung der Ängste, die mit dem neuen Jahr verbunden sind: Was wird das Jahr bringen? Mit Krach kann man diese Ängste vertreiben und verscheuchen.

Aber mitten in dem Radau rund um den Jahreswechsel ruft

Jesus Christus uns seine Botschaft zu: «Ich bin in die Welt gekommen als ein Licht, damit, wer an mich glaubt, nicht in der Finsternis bleibt» (Johannes 12,46). Die Kirchenglocken, die am 1. Januar das neue Jahr eingeläutet haben, riefen stellvertretend für Jesus: «Erinnert Euch an die Botschaft Jesu Christi, jetzt um Mitternacht, wenn das Alte zu Ende geht und ein neues Jahr anfängt! Vertraut auch im neuen Jahr unserem Heiland und Erlöser!»

Was könnte das heißen? Es bedeutet, dass Jesus mir nahe sein will, wenn ich Angst habe, mich tröstet, wenn ich traurig bin, dass er mir hilft.

Was für uns also gleich bleibt, ist, dass wir eine Zukunft vor uns haben, die uns zuweilen Angst machen kann. Was ebenfalls unverändert ist, sind die Versprechen von Jesus Christus; er will uns weiterhin Licht sein, damit wir nicht im Dunkel, in Sorgen und Ängsten bleiben müssen.

Angst tut uns nicht gut, auch wenn es reichlich persönliche, familiäre und globale Gründe dafür gibt. Es ist sinnvoll, sich für das Licht zu entscheiden. Jeden Sonntag läuten die Glocken von vielen Kirchen, so wie sie das auch an diesem Jahreswechsel tun. Sie rufen uns ins Gedächtnis, dass wir unserem Heiland und Erlöser vertrauen können.

So weit meine Gedanken vom Jahreswechsel 2007/2008. Mittlerweile sind einige meiner Befürchtungen Wirklichkeit geworden. Dennoch halte ich an Jesu Worten fest. Die Glocken helfen mir dabei.

TEIL 4

Eine neue Sichtweise

Die Logotherapie:
drei wichtige Werte

Der Katalog meiner Beschwerden, den Sie vor der Neujahrspredigt gelesen haben, war lang, und – wie man sich denken kann – könnte er noch detaillierter und länger sein. Es gibt aber auch eine andere Seite, und die möchte ich ebenfalls gerne mit Ihnen teilen.

Für mich sind der Glaube an Gott und sein Mittragen das Wichtigste in meinem Leben und in meiner Krankheit. Gott ist – neben der Liebe meiner Familie und meiner Freunde – die wichtigste Quelle meiner Kraft.

Direkt danach kommt die Logotherapie, die mir eine neue Sichtweise der Dinge für mich persönlich, für meinen Alltag, für den Umgang mit der MS, aber auch für meine Arbeit mit Ratsuchenden geschenkt hat.

Als ich 2005 merkte, dass die Krankheit leider doch mein ständiger Begleiter bleiben würde, überlegte ich bewusst, wie ich mich trotzdem – oder gerade deshalb – noch als Therapeutin weiterbilden könnte.

Schon im Studium hatte ich von der sogenannten Logotherapie gehört, die in Chur, der Hauptstadt des ostschweizerischen Kantons Graubünden, als mehrjährige begleitende Weiterbildung angeboten wurde.

Zunächst konnte ich sogar trotz Rollstuhl noch eigenständig mit dem Zug nach Chur reisen, dort in einem Hotel wohnen und mich zum Institut für Logotherapie und Existenzanalyse begeben. Später dann brauchte ich Hilfe, da ich nicht mehr eigenständig vom Bett in den Rollstuhl wechseln konnte.

Die Logotherapie geht zurück auf die Erfahrungen und Überlegungen des österreichischen jüdischen Neurologen und Psychiaters Viktor Frankl (1905–1997), der während der Zeit des Zweiten Weltkriegs in verschiedenen Konzentrationslagern inhaftiert war. Später werde ich auf die sehr dramatische Biografie Frankls zurückkommen. Aber vorher will ich die drei wichtigsten Werte erläutern, mit deren Hilfe wir laut Frankl unser Leben – wie schwierig und herausfordernd es auch sei – mit Sinn füllen können. Ich werde diese Werte mit meinen eigenen Erfahrungen illustrieren und mich dabei auf einen Fachartikel beziehen, den ich etwa 2009 in den *Sela-News* publiziert habe.

Es gibt Tage, an denen es mir nicht so einfach gelingt, zu glauben, dass das Leben trotz meiner Krankheit sinnvoll ist, besonders dann, wenn mir meine Grenzen, wie oben beschrieben, so eng erscheinen und ich um mein früheres, gesundes Leben trauere. Dann helfen mir die folgenden drei Wege der Logotherapie, mich auf Wertvolles zu konzentrieren:

1. Schöpferische Werte

Hierbei geht es darum, etwas gestalterisch in die Welt hinein zu bringen. Schöpferische Werte schaffe ich durch aktives Produktiv-Sein.

Wenn ich zum Beispiel früher, als es noch ging, ein Brot gebacken habe, dann habe ich das erlebt: Ich konnte so wunderbar mit meinen Händen arbeiten, und am Schluss entstand ein Produkt, das andere auch noch schätzen konnten. Handwerkliche Tätigkeiten, oder auch einfach haushälterisches Tätigsein, können nach Frankl dazu führen, dass wir Sinn erleben.

Aber mit dem Fortschreiten meiner Krankheit ließen auch meine Kräfte leider nach. Ich kann deshalb heute keine schöpferischen Werte mehr umsetzen.

Vielleicht erleben auch Sie, dass die körperlichen Kräfte nicht mehr alles erlauben, und vielleicht haben auch Sie Mühe damit. Ich bin froh, dass es gemäß Logotherapie noch andere Wege gibt, das eigene Leben mit Sinn zu füllen und es als sinn- und wertvoll zu erleben.

2. Erlebniswerte

Diese Werte werden geschaffen, indem ich meine Wahrnehmung schärfe und indem ich in Beziehungen investiere.

Zur Wahrnehmung: Wir sind ja beschenkt durch fünf Sinnesorgane: den Seh-, den Hör-, den Tast-, den Geruchs- und den Geschmackssinn. Diese Werte kann ich trotz meiner Krankheit noch erleben.

Früher war ich oft stunden ang für mich im Wald, habe dort mit Gott geredet und die Natur genossen. Das kann ich jetzt leider nicht mehr alleine, aber über meine Sinne kann ich ihn, wenn mich jemand mit dem Rollstuhl in den Wald fährt, trotzdem noch erleben.

Ganz besonders stark empfinde ich den Duft der Blätter und des Bodens. Ich liebe auch den süßen Geruch von Akazien- und Lindenblüten. Kürzlich schickte mir eine Freundin aus Scuol im Engadin eine Papiertüte mit Sägespänen zu. Sie duften köstlich nach Arve, einer robusten Gebirgsnadelbaumart, und versetzten mich für Momente in eine andere Welt.

Überhaupt ist mein Geruchssinn seit der Krankheit wohl auf besondere Weise ausgebildet: Gerüche und Düfte erzählen mir umso mehr täglich Geschichten! Zum Beispiel rieche ich sofort, ob jemand von drinnen oder von draußen kommt. Ich rieche auch den Duft, den die Sonne erzeugt, wenn sie auf mein Bettzeug scheint. Dieser Duft erfreut mich oft noch tagelang.

Ein eher unangenehmer Erlebniswert hingegen stellt sich ein, wenn ich die Luft in den großen Schweizer Supermarkt-Filialen von Migros oder Coop riechen muss, wo sich oft süße und salzige Gerüche mischen, besonders von der Theke mit den gebratenen oder gegrillten Esswaren.

Die Erlebniswerte lassen sich aber auch erzeugen, indem wir uns in andere Menschen investieren, beim Erleben von Liebe, wenn wir sie verschenken oder selbst erfahren. Wenn ich Zeit mit meinen Kindern, Enkelkindern oder mit meinem Mann verbringe, dann entstehen Erlebniswerte, die wir miteinander teilen. Ich persönlich kann zwar schon lange nicht mehr mit meinen nun erwachsenen Söhnen und ihren Familien einen längeren Ausflug machen, aber ich kann trotzdem wertvolle Zeiten mit ihnen verbringen, in denen ich ihnen meine Liebe schenke und von ihnen mit ihrer Anwesenheit und Zuneigung beschenkt werde.

3. Einstellungswerte

Bei den Einstellungswerten geht es um die persönliche, innere Einstellung gegenüber Schwierigkeiten und Hindernissen im Leben. Mit anderen Worten: Ich *entscheide,* ob das Glas halb leer oder halb voll ist … Denn das hat mit meiner inneren Haltung, meiner Einstellung zu tun. Ich entscheide, ob ich «Opfer» bin oder ob ich durch meine Einstellung sogar mein Leiden unter der Krankheit ein wenig erträglicher gestalte.

Frankl betonte, dass unser Handlungsspielraum größer ist, als wir meinen, und sagte dazu zum Beispiel: «Ich muss mir von mir selbst nicht alles gefallen lassen.» Das heißt: Ich muss mich beispielsweise von mir selbst nicht in eine Opferhaltung oder in Selbstmitleid drängen lassen.

Ich finde, die Einstellungswerte sind die anspruchsvollsten, die schwierigsten. Aber man kann sich darin üben – und zwar jede und jeder, denn wir alle erleben Verluste, erleben Unglück, ob im größeren oder im kleineren Rahmen. Keiner durchlebt einfach gar keine Schwierigkeiten und Hindernisse.

Immer wenn wir leiden, können wir uns im Umsetzen von Einstellungswerten üben. Das kann eine große Leistung sein, eine größere als jede sportliche Hochleistung! Sicher kennen Sie Menschen, die trotz vielem Leiden den Mut nicht verloren haben, die es schaffen, trotz vieler Schmerzen fröhlich zu bleiben – und die auch dann noch anderen Mut machen können.

Ich selber bewundere solche Menschen mehr als jene, die viel Geld verdienen oder andere Höchstleistungen erbringen. Es ist eine beachtenswerte Stärke, trotz Leiden eine positive Einstellung zum Leben zu erwerben und zu behalten.

Die unzerstörbare Sinnhaftigkeit des Lebens

Ein eindrückliches Vorbild dafür, wie man Einstellungswerte verwirklichen kann, ist der Begründer der Logotherapie selbst, Viktor Frankl. Er war, wie erwähnt, Jude und hat die Zeit des Nationalsozialismus erlebt. Er wurde als junger Arzt in mehrere Konzentrationslager deportiert, wo er selbst angesichts von Tod und unmenschlicher Grausamkeit seinen Glauben an «die unzerstörbare Sinnhaftigkeit des Lebens», wie er es nannte, nie aufgegeben hat. Er hat seine Erfahrungen eindrücklich in dem Buch *… trotzdem Ja zum Leben sagen. Ein Psychologe erlebt das Konzentrationslager* aufgeschrieben.

Wir hier erleben heute zum Glück nicht so etwas Furchtbares wie Konzentrationslager! Dennoch werden wir, wenn auch auf andere Weise, mit Widrigkeiten des Lebens wie Krankheiten, Süchten und Ängsten konfrontiert und herausgefordert, an unserer Haltung gegenüber diesen Schwierigkeiten und Hindernissen zu arbeiten.

Was mich betrifft: Es gibt schon Tage, an denen ich fast verzweifle, weil ich nicht mehr gehen kann. Manchmal träume ich davon, wieder laufen zu können! Und bei vielen Aktivitäten muss ich fragen, ob und wie das mit meinen Möglichkeiten geht, zum Beispiel bei einem Ausflug mit der Familie. Doch dann kann ich Einstellungswerte anwenden, indem ich mir sage, dass das Leben doch mehr ist als die Fähigkeit, seine Beine bewegen zu können, selbstständig die Wohnung aufräumen zu können und überhaupt auf gewohnte Weise das Regiment im eigenen Dasein zu führen.

Jesu berühmte Aufforderung aus der Bergpredigt im Matthäusevangelium, sich nicht zu sorgen, gibt da einen wertvollen

Hinweis: Ich kann mit meinen Sorgen nichts verändern. Ich kann aber ganz bewusst meine Gedanken von diesen Sorgen wegsteuern, meine Einstellung ändern und das Positive suchen. Vor dieser Entscheidung stehe ich in meinem Alltag stündlich, wenn nicht gar minütlich.

Wenn ich gemäß Logotherapie davon ausgehe, dass das Leben grundsätzlich sinnvoll ist, dann ist das eine Konstante, an der sich nichts ändert – auch wenn sich mir Schwierigkeiten in den Weg stellen. Das Leben *ist* sinnvoll, egal, ob ich mit Schwierigkeiten konfrontiert werde oder nicht und ob ich sie verstehe oder nicht. Diese Haltung muss ich mir aber täglich erkämpfen und auch durch andere dazu ermutigt werden.

Ich will hier neben den drei angeführten Wegen oder auch «Sinnstraßen», die Frankl als wichtig erachtet für die sinnvolle Gestaltung des Lebens, noch einen Aspekt erwähnen, der mir sehr wichtig ist: Frankl sagt, dass der Mensch erst richtig zum Menschen wird, wenn er über sich selbst hinaus ausgerichtet ist auf etwas oder auf jemanden, der größer ist als er selbst.

Für Christinnen und Christen kann das heißen, dass wir uns nach Gott und nach seinem Reich ausrichten können und sollen. Aber es heißt auch, dass wir eine Aufgabe brauchen, mit der wir uns nicht nur um uns selber drehen. So war für mich die Herausforderung, trotz der Krankheit noch lange mit Hilfe suchenden Menschen als Therapeutin zu arbeiten, sehr wichtig.

Über sich selbst hinaus ausgerichtet zu sein war eine geistige Überlebensstrategie von Frankl im KZ: Um das Elend dort zu überstehen, war seine Strategie, dass er sich gedanklich darüber hinausgehoben hat. Er war dort, so sagte er sich sinngemäß, «um die anderen Mitgefangenen zu ermutigen.» Und er stellte sich immer wieder vor, wie es sein würde, wenn er befreit werden und vor Publikum über diese Schreckenszeit sprechen würde (was dann später auch geschah).

Im Neuen Testament lesen wir, dass wir wegschauen sollen

von uns selbst und dass es uns in unserem Leben nicht primär darum gehen soll, dass wir glücklich werden. Es tut dem Menschen nicht gut, wenn er ständig um sich selbst kreist, sich ständig darum sorgt, dass es ihm gut geht. Jesus sagte, wir sollten uns nicht darum sorgen, was wir anziehen oder was wir essen. Wir sollen, wie oben gesagt, zuerst nach Gottes Reich trachten und vertrauen, dass er uns das gibt, was wir brauchen, so lesen wir in Matthäus 6,33.

Bei all den Wegen, auf denen wir Werte in unserem Leben schaffen, ist es wichtig, dass wir uns für etwas einsetzen und engagieren, was uns übersteigt. «Was hat ein Mensch denn davon, wenn ihm die ganze Welt zufällt, er selbst dabei aber seine Seele verliert?», heißt es in Matthäus 16,26 (Hoffnung für alle).

Gemäß Frankl kann auch der Tod dem Leben nicht den Sinn nehmen. Der Tod konfrontiert uns mit unserer Verantwortung, wir sind also verantwortlich für das, was wir mit unserer Lebenszeit machen, denn sie ist nicht unendlich. Aber das, was uns widerfährt, auch all das Schöne und Gute, das wir mit unseren Lieben erlebt haben, kann uns niemand nehmen! Die erlebte Vergangenheit gehört uns!

Frankl sagte dazu sehr treffend, wir sollten nicht das leere «Stoppelfeld der Vergänglichkeit», sondern die «vollen Scheunen der Vergangenheit» anschauen.

Was verändert werden kann, wenn nichts mehr verändert werden kann

«Ich kann ganz bewusst meine Gedanken von Sorgen wegsteuern, meine Einstellung ändern ...», habe ich vorhin geschrieben. Eine wichtige Grundfrage, die Viktor Frankl formulierte, war, was noch verändert werden kann, wenn nichts mehr verändert werden kann. Diese entscheidende Frage stellt sich zum Beispiel bei einem Todesfall oder, wie bei mir, bei einer schweren, unheilbaren Krankheit.

Frankl sagte: Wenn nichts mehr geändert werden kann, dann kann immer noch die Einstellung zum Unabänderlichen frei gewählt werden. Und davon wiederum hängt ab, wie dieses Unabänderliche getragen wird. Jeder verfügt über die Macht, ein unabänderliches Leiden in eine menschliche Leistung, ja in einen inneren «Triumph» zu verwandeln.

Unabänderliches Schicksal – Leid, Tod und Schuld, von Frankl die «tragische Trias» genannt, betrifft ihm gemäß letztlich uns alle, ohne Ausnahme. Und deshalb ist die von ihm so benannte «Einstellungsmodulation» für alle Menschen wichtig.

Die Einstellungsmodulation

Wie funktioniert diese Einstellungsmodulation? Man kann in der therapeutischen Arbeit vier Schritte unterscheiden:

In einem *ersten Schritt* geht es um die Würdigung des Schicksalsschlages, der Sinnkrise, indem man wahrnimmt, wie schlimm man getroffen wurde. Echte Identifizierung und Einfühlen ist wichtig. Es geht darum, zu verstehen, was diese Krise bedeutet, und eben auch die Leistung anzuerkennen, die jemand erbringt, wenn er nicht dauernd jammert, sondern seine Situation anzunehmen versucht.

Im *zweiten Schritt* sucht man zusammen mit den betroffenen Menschen nach Sinn, nach etwas Sinnvollem und Gutem, nach etwas, das man der Krise abgewinnen kann – in der Therapie wird hier auch von «Krankheitsgewinn» oder von «Lerngeschenken» gesprochen. Die betroffene Person muss aber das Gute selber entdecken, man kann niemandem eine fremde Entdeckung überstülpen.

Auch ich musste selbst entdecken, welchen Gewinn ich meiner Situation noch abringen konnte, und muss es noch heute. Würde es mir jemand anders (der nicht das erfahren hat, was ich erfahre) zusprechen wollen, käme mir eine solche Ermutigung wahrscheinlich erst einmal zynisch vor.

Bei einem *dritten Schritt* geht es darum, gemeinsam zu entdecken, welcher Rest an positiven Lebenschancen und Möglichkeiten bleibt und was man alles trotzdem noch kann. Trotz der physischen oder psychischen Grenzen ist oft noch vieles möglich! Das aufzuzeigen ist mir ein Anliegen.

Beim *vierten Schritt* geht es darum, dem betroffenen Menschen in der Krise Perspektiven dafür aufzuzeigen, wie er sie bewältigen oder zumindest angehen kann.

Diese Erkenntnisse kann man ebenfalls niemandem aufzwingen, sondern höchstens helfen, einen Prozess in Gang zu setzen. In meiner Tätigkeit als Therapeutin habe ich hier gerne mit Bibeltexten gearbeitet, mit Geschichten oder sogar mit Bilderbüchern für Kinder. Auch die Zuhilfenahme von Märchen in ihrer Vielseitigkeit und Symbolik habe ich geschätzt.

Die Einstellung als Antwort auf eine Frage

Frankl hat ebenfalls sinngemäß formuliert: «Das Leben stellt die Fragen, und wir haben zu antworten.» Ich übersetze mir «das Leben» mit Gott und bin überzeugt, dass wir letztlich vor ihm unser Leben verantworten müssen. Mit meiner Krankheit, den enormen Einschränkungen und der fast völligen Abhängigkeit von der Hilfe anderer, und das rund um die Uhr, stecke ich nun in dieser Lebensaufgabe!

Das ist für mich wie eine Prüfung, auf die ich mich nicht vorbereiten konnte und in der ich trotzdem Antworten geben muss. Manchmal wünschte ich mir, ich könnte das Prüfungsblatt einmal abgeben und die Prüfung wäre endlich vorbei! Ähnlich ging es wahrscheinlich auch Mutter Teresa. Von ihr stammt das Zitat: «Ich weiß, dass Gott nie mehr von mir verlangen wird, als ich ertragen kann. Ich würde mir nur wünschen, er würde mir nicht gar so viel zutrauen.»

Exkurs: Gedanken zu Hiob

Die Logotherapie inspiriert und verändert, aber sie erfordert auch eine Bereitschaft zu einem intensiven Einsatz, einer intensiven Auseinandersetzung.

Ein eindrückliches Beispiel für diese harte Arbeit wird uns bereits im Alten Testament berichtet, und zwar im berühmten Buch Hiob. Es ist allerdings ein sehr herausforderndes Buch.

Hiob war ein gottesfürchtiger, gerechter Mann, der ins Leid gestürzt wurde. Sein großer Reichtum wurde ihm geraubt, alle seine Söhne und Töchter kamen um, und dann wurde er auch noch schwer krank, er hatte am ganzen Leib juckende Geschwüre.

Die Geschichte wird auf zwei Ebenen erzählt. Die sogenannte Rahmenerzählung spielt in der himmlischen Ratsversammlung, zu der auch der Satan Zugang hat, der mit Gott eine Wette abschließt: Satan will Hiob durch Entzug der Fundamente seines Lebens dazu bringen, Gott abzuschwören. Gott und Satan schauen von der «Zuschauertribüne» zu, was Hiob mit all dem Leiden tun wird.

Den Verlust von Besitz und Kindern nimmt Hiob in der Geschichte erstaunlich gelassen auf. Sein Glaube wird erst erschüttert, als er selbst krank wird. Hiob hat drei Freunde, die in seine Situation hinein sprechen; es kommt zu einer Art Wettbewerb, wer die klügste Weisheitsrede halten kann. Seine Freunde sind der Meinung, Hiob solle seine Sünden bekennen, dann werde es wieder besser mit ihm. Sie vertreten den sogenannten Tun-Ergehen-Zusammenhang: Sie meinen, Hiob habe eben gesündigt und werde sicher deshalb bestraft. Die Lösung des Problems sehen sie darin, eine Beichte abzulegen – dann werde alles wieder gut.

Hiob bestreitet diese Logik grundsätzlich gar nicht, aber er ist überzeugt, dass er keine Schuld auf sich geladen hat. Er klagt Gott an, dass er ungerecht an ihm gehandelt und ihn zu Unrecht bestraft habe.

Am Schluss gibt es nach langem Schweigen von Gott doch noch eine Art Antwort von ihm: Er erklärt Hiob aber nicht, *weshalb* das alles geschehen ist. In seiner sogenannten Gottesrede aus dem Wettersturm heraus wird dagegen die Allmacht und Größe Gottes deutlich. Vor dem Schöpfer allen Seins kann kein Geschöpf bestehen, auch Hiob muss sich seinem Schicksal beugen! Und das tut er schließlich auch.

Hiob wird im Anschluss nicht für seine Klage gescholten, sondern sogar gelobt, Hiob bleibt ein Gerechter. Die Freunde dagegen werden getadelt, sind aber, so die Interpretation, wahrscheinlich für die Geschichte trotzdem wichtig, weil sie Hiob provozieren und so zum scharfen Nachdenken bringen. Die Einstellungsänderung geschieht bei Hiob erst nach der ersehnten und erbetenen Gottesbegegnung.

Hiob hat in seinem Leiden eine Veränderung erfahren, man könnte fast sagen: eine therapeutische Einstellungsmodulation. So kann er uns zum Vorbild werden. Er ist in eine massive Lebenskrise geraten und hat diese mit der Hilfe von Gott sinnvoll bewältigt.

Hundert Gründe, dankbar zu sein

Ich persönlich habe gelernt, mein Leben aus einer dankbaren Perspektive statt durch die Brille der Verbitterung anzuschauen. Dadurch konnte ich tatsächlich entdecken, was ich alles durch die MS «gewonnen» habe.

Wenn ich gefragt würde, wie ich in meiner Lage zu dieser Haltung gekommen bin, muss ich erklären, dass ich bereits im Elternhaus einen ausgeprägten Optimismus erlebt und auch übernommen habe. Besonders mein Vater ist ein «unverbesserlicher» Optimist!

Natürlich habe ich auch aus der Bibel gelernt, eine dankbare Haltung zu üben. Ein Vers, der mich «verfolgt», steht sogar in mehreren Psalmen (z. B. in Psalm 107): «Danket dem Herrn, denn er ist freundlich und seine Güte währet ewiglich!»

Im Jahr 2002, kurz nach der Diagnose, schrieb ich in mein Tagebuch in meiner Verzweiflung über die große Müdigkeit und Motivationslosigkeit, die mich quälte: «Schon die Vorstellung, ich könnte daraus einen sekundären Krankheitsgewinn ziehen, macht mir ein schlechtes Gewissen.» Heute kann ich die zahlreichen sekundären Krankheitsgewinne annehmen und teilweise sogar genießen:

Ich bin sehr dankbar für ...

- die vielen Menschen, die in mich ihre Zeit und ihre Kraft investieren;

- meinen Mann und meine Söhne, ja, für die ganze Familie;

- meine IV-Assistentinnen und alle Menschen, durch die ich seit Jahren Pflege und therapeutische Behandlung in Anspruch nehmen kann: mit der Spitex, durch Ergotherapie, Physiotherapie, Massage, Lymphdrainage und Logopädie, weiter auch für langjährige psychologische und logotherapeutische Beratung; alle kompetenten und verständnisvollen Ärztinnen und Ärzte;

- die langjährige Hilfe meiner Eltern, die mir so viel Liebe, aber auch umfassende finanzielle Unterstützung geschenkt haben und mich durch ihren unschlagbaren Optimismus geprägt haben;

- die aktive Anteilnahme durch meinen Bruder, Cla Famos, und seine Familie;

- die Unterstützung durch meine Schwiegermutter, Elfi Hintermann, die ich in Anspruch nehmen darf. Sie unterstützt uns seit vielen Jahren treu einmal pro Woche einen ganzen Tag lang in unserem Haushalt: durch Bügeln, Kochen und Gartenarbeit;

- viele wertvolle Freundschaften und für unsere Kirchgemeinde in Schöftland mit Hauskreis, Gottesdiensten, Bibelgesprächskreis usw. – Ich bin dankbar für die Bereicherung durch alle Begegnungen und den theologischen Freiraum, den ich hier genießen darf;

- die durch meine Einschränkungen «gewonnene» Zeit, die ich füllen kann mit inspirierenden Hörbüchern, täglichen Radiosendungen, schöner Musik, Fernsehsendungen und guten Spielfilmen; dies alles bringt mich zu etlichen weiterführenden Gedankengängen und Fragen, mit denen ich meinen Mann immer wieder inspirieren kann;

- Zeit für persönliches Gebet, aber auch für die Gebete anderer für mich. Das Gebet stärkt meine Beziehung zu Gott, und ich erlebe, dass der Glaube doch hilft!

- Zeit fürs Bibellesen, wobei ich nicht sagen könnte, welches Buch der Bibel mir am wichtigsten ist (wie ich auch nicht sagen könnte, welcher meiner Söhne mir am wichtigsten ist);

- Zeit für Fürbitte für andere: Familie, Freunde, Gemeinde und natürlich zahlreiche politische Anliegen;

- meine Ausbildungen und die damit verbundenen Prägungen durch das Studium der Psychologie und meine Weiterbildungen in Logotherapie sowie in Paar- und Familientherapie;

- die Möglichkeit, die ich jahrelang durch die Diktierfunktion des Programms «Dragon Professional» via Computer hatte, mein Tagebuch regelmäßig weiterzuführen (leider ist dies jetzt nicht mehr möglich, da das Programm meine Stimme nicht mehr erkennt).

- alles, was mit Humor zu tun hat: Ich lache sehr gerne in meinem Alltag und kann mich über alles Mögliche amüsieren, zum Beispiel über Zungenbrecher wie «Lüthis Lüti lütet lüter, als Lüthis Lüti lütet»[3]. Gerade Witze, bei denen man um die Ecke denken muss (also hier verstehen, dass es um zwei Lüthis geht), sind mein Spezialgebiet.

Ich habe aber auch einen Hang zum schwarzen Humor und sage etwa öfters, dass man mich dereinst auf dem Sondermüll entsorgen sollte, da ich durch die vielen Medikamente, die ich nehme, «Giftstoffe» enthalte! Ich habe mich schon immer für Darstellungen von Anatomie und Pathologie interessiert und schrecke nicht zurück vor morbiden und gruseligen Über-

---

[3] Übersetzung ins Hochdeutsche: «Lüthis Klingel klingelt lauter, als Lüthis Klingel klingelt.»

legungen und Darstellungen, etwa was Leichname betrifft, die andere vielleicht seltsam fänden … Mit großem Interesse habe ich beispielsweise das Buch *Was passiert, wenn ich tot bin? Große Frage kleiner Sterblicher über den Tod* von Caitlin Doughty gelesen und kann es, wenn auch nicht jedem, sehr empfehlen.

▪ Ich liebe es, zwischendurch immer wieder kräftig zu lachen. Dazu verhelfen mir besonders YouTube-Videos. Ich empfehle die Kurzvideos mit der berühmten Disney-Figur «Pluto» (zum Beispiel «Cat Nap Pluto») oder kleine italienische Trickfilme, die «Scacciapensieri» heißen, was sich auf Deutsch mit «Sorgenbrecher» übersetzen lässt.

▪ Ich bin auch dankbar für viele Vorbilder in meinem Leben. Meine beiden Großmütter habe ich anfangs schon erwähnt, auch den Lehrer, der immer wieder sagte: «Dumme Fragen gibt es nicht – nicht zu fragen ist dumm!» Als ich fünfzehn war, sah ich in einer Kindersendung den bekannten Schweizer Autor und Künstler Franz Hohler Cello spielen. Das hat mich motiviert, selbst Cello-Unterricht zu nehmen. – Selbstverständlich gehört Viktor Frankl in diese Liste, aber auch die Dozentinnen und Dozenten aus meiner logotherapeutischen Ausbildung.

▪ Aktuell ist mein großes Vorbild unser kleiner Enkel Louis: Er nimmt die Welt staunend wahr und hat keine Angst, uns vertrauensvoll alle möglichen Fragen zu stellen.

Exkurs: «Ich packe meinen Rucksack und nehme mit ...» (mit Daniel Hintermann)

Die meisten unserer Freundinnen und Freunde, die unsere Lage kennen, hätten das Thema «Ausflug zu zweit» auf die Liste der Einschränkungen durch die MS gesetzt. Doch obwohl die Krankheit uns sehr viel Energie und Zeit kostete, waren wir viele Jahre lang ein unternehmungslustiges und reisefreudiges Ehepaar. Teile dieses Kapitels muss ich leider in die Vergangenheit setzen, denn die MS hat uns mittlerweile die gemeinsame Mobilität zum größten Teil genommen. Ich möchte Ihnen trotzdem, zusammen mit meinem Mann, erzählen, wie wir unsere Touren ganz praktisch gemeinsam geschafft haben.

Wir haben kein Auto. Auch darüber staunen unsere Freunde und Bekannten, die unsere Situation kennen, oft.

Der Entschluss, wenn immer möglich mit dem öffentlichen Verkehr, mit dem Fahrrad oder zu Fuß unterwegs zu sein, hat aber nichts mit der Krankheit zu tun, sondern mit unserer Sorge um die Umwelt. Ich habe vor vielen Jahren zwar die Autofahrprüfung bestanden, um bei meinem Aufenthalt in den USA nicht so abhängig von anderen zu sein, bin aber dann in den USA doch nie Auto gefahren. Daniel hat den Führerschein gar nie gemacht.

In der Stadt ist das kein Problem, im Pfarramt auf dem Land schon eher, aber wir «fuhren» all die Jahre hindurch immer gut mit unserer Entscheidung. Daniel war halt ein *Velo-Pfarrer* («Velo» ist das schweizerdeutsche Wort für «Fahrrad»), und die Leute gewöhnten sich daran.

Etwas mehr Schweiß und Nerven kostete uns unsere Entscheidung, wenn wir als Familie im Urlaub mit drei kleinen Kindern unterwegs waren. Koffer kamen für uns nicht mehr in Frage, aber es gibt ja große Rucksäcke. In unsere Ferien fuhren wir also aus Überzeugung mit dem Zug, und dabei sind wir geblieben, auch als ich ganz auf den Rollstuhl angewiesen war.

Hier muss ich zuerst einmal den Schweizerischen Bundesbahnen (SBB) und besonders dem «SBB Call Center Handicap» ein «Kränzchen winden», die Hilfestellung für das Ein- und Aussteigen an Stützpunktbahnhöfen organisieren. Vor etwa fünfzehn Jahren mussten wir noch einen halben Tag im Voraus eine Reise anmelden, danach klappte es mit nur noch einer Stunde Vorlaufzeit.

Das Einsteigen in den Zug ging übrigens jeweils so vonstatten: Wir hielten am Bahnsteig Ausschau nach einem Kundenassistenten oder einer -assistentin der SBB, die an ihren orangefarbenen Westen erkennbar sind. Wir gaben uns ihnen zu erkennen, beziehungsweise sie erkannten mich von sich aus auch schnell, da ich mich ja als Rollstuhlfahrerin angemeldet hatte. Diese Helfer holten den gelben Mobilift (eine Art Hebebühne), der auf den meisten Bahnsteigen auf seinen Einsatz wartet. Mit Hilfe dieser Technik wurde ich mit dem Rollstuhl in den Zug befördert, wo mich Daniel in Empfang nahm.

Dann schob er mich zum vorgesehenen Rollstuhl-Platz, im günstigsten Fall befand er sich gleich in der Nähe, und auch ein rollstuhlgerechtes WC war schnell zu erreichen. Das ist wirklich ein sehr guter Service der Bahn; und in all den Jahren erinnern wir uns nur an zwei Situationen, in denen es mit dem Umsteigen mit dem Rollstuhl nicht geklappt hat und niemand kam. Die anderen schätzungsweise 150 Reservationen klappten tadellos. *Danke, liebe SBB!*

Unsere Kinder waren längst erwachsen, aber noch immer reisten wir als Ehepaar «mit großem Gepäck»: Natürlich war der Rollstuhl selbst dabei, der Platz brauchte. Dazu kam ein Rucksäckchen, das am Rollstuhl hing, in dem Dinge verstaut waren, die am schnellsten griffbereit sein mussten: sämtliche ca. zwanzig Medikamentensorten, zum Beispiel auch Cannabis-Tropfen zum Einschlafen (die aber mit Kaffeerahm, der auch mitgenommen wurde, kombiniert werden mussten), ein Medikamententeiler, Trinkflaschen und Trinkhalme, Ersatzbinden, Zubehör für die Abdeckung der Katheter-Einstichstelle, Katheter-Beutel, eine Spritze zum Spülen des Katheters, Ersatzhosen, Regenschutz, ein Portemonnaie mit Ausweisen, Schlüssel mit EuroKey (Zugang zu Rollstuhl-Toiletten), eine Wärmeflasche oder ein aufwärmbares Kirschsteinsäckchen, etwas zu essen, mein iPad und mein Smartphone sowie natürlich ein Ladekabel, eventuell etwas, das Daniel mir vorlesen konnte, oder ein Spiel für unterwegs oder im Hotel.

So viele Dinge nahmen wir allerdings nur bei längeren Reisen (wie beispielsweise nach München) mit, bei einem Wochenendurlaub in Luzern kam ich mit weniger aus.

Daniel trug den großen Rucksack (ca. 70 bis 80 Liter), in dem Folgendes Platz finden musste: unsere Ersatzkleider, unsere Unterwäsche, Pyjamas, Stützstrümpfe sowie Gummihandschuhe zum An- und Abziehen, Hausschuhe, Elektrokabel. Hinzu kam ein Gegenstand, über den die meisten Menschen sich zunächst sehr verwundern: meine Projektionsuhr. Das ist ein kleiner Kasten, mit dessen Hilfe die Uhrzeit elektronisch an die Zimmerdecke direkt über meinem Bett projiziert wird. Das ist für mich die einfachste Möglichkeit, mich nachts zeitlich zu orientieren.

Im großen Rucksack befanden sich weiter: Mückenstecker (im Sommer), diverse Utensilien für den in der Regel bei mir sehr komplizierten WC-Gang, auch hier wieder Zubehör für den Katheter, ein spezielles Kissen für mich zum Lagern sowie zwei Schafsfelle, die einen Steißbein-Dekubitus verhindern sollen. Ferner enthielt der große Rucksack für jeden von uns ein Necessaire (Kulturbeutel), drei große Gläser und Tassen für mich (ich muss ja wegen des Katheters ständig sehr viel trinken) und, je nach Dauer unseres Aufenthaltes, dasselbe mehrfach plus eventuell Bücher, Zeitschriften, Spiele, einen CD-Player, CDs und DVDs. Für alle unsere Geräte nahmen wir drei Steckerleisten mit sowie ein spezielles Steuerungsgerät für mich.

Im Packen waren wir mit der Zeit so routiniert, dass wir dafür maximal zwei Stunden brauchten. Allerdings richteten wir uns nach einer umfangreichen Pack-Liste, die ich auf meinem iPad hatte. Immer wieder einmal vergaßen wir etwas Wichtiges; das erschien danach deutlich sichtbar auf der Liste.

Einmal, bei einer Reise nach Basel, hatten wir alle Medikamente vergessen! Zum Glück hat uns dann unser jüngster Sohn die Medikamente per Auto hinterhergebracht.

Bis vor Kurzem haben Daniel und ich uns auf Städtereisen spezialisiert, da dies mit dem Zug besonders gut möglich ist und wir beide die Kultur in Städten sehr schätzen. So reisten wir regelmäßig nach Basel, Bern, Zürich, Luzern, auch einmal nach St. Gallen. Immer übernachteten wir dort jeweils mindestens eine Nacht, vorzugsweise in einem Ibis-Hotel, da diese amerikanische Hotel-Kette garantiert ein rollstuhlgerechtes Zimmer im Sortiment hat. Den Luxus eines Hotelzimmers leisteten wir uns auch, damit ich zwischendurch ein Mittagsschläfchen halten konnte.

In den Städten schauten wir uns gerne Kunstmuseen, Zoos oder besondere Veranstaltungen an. Wenn wir in Luzern waren, besuchten wir meine Eltern, aßen mit ihnen zu Mittag oder besuchten gemeinsam eine Ausstellung. In Basel trafen wir uns gerne mit lieben Freunden und aßen mit ihnen «Läberli» (Leber) in verschiedenen Variationen. In Bern besuchten wir fast immer unsere alten Wohnorte: die WG, wo wir uns kennenlernten, sowie unsere erste und zweite Wohnung, die wir hatten, als wir schon zu dritt waren.

Längere Ferien haben wir, solange es möglich war, in den letzten Jahren meistens im Tessin verbracht, in Magliaso am Luganer See, und zwar als Großfamilie mit meinen Eltern, meinem Bruder, seiner Frau und allen unseren Kindern (wenn sie es einrichten konnten). Auch nach Magliaso reisten wir mit dem Zug und stiegen dabei mit Hilfe der SBB mindestens zweimal um. Am Gotthard winkten wir dabei gerne der Autoschlange zu.

Unser ökologischer Fußabdruck ist leider trotzdem sehr groß: Wir haben an mehreren Meer-Kreuzfahrten teilgenommen, und nicht nur die Fahrten mit den Ozeanriesen, sondern auch die Hinreise per Flugzeug waren ein Affront gegen die Umwelt. Um als Rollstuhlfahrerin mit dem Flugzeug reisen zu können, muss man übrigens beim Einsteigen in einen extra schmalen Rollstuhl wechseln und im Flugzeug in die Sitzreihe gehievt werden. Meist hatte ich einen Fensterplatz, und zwar mit der Begründung, dass bei einem Notfall zuerst alle anderen herausgebracht würden, ich würde ja nur die Fluchtwege versperren …

Das Fliegen habe ich – mit etwas schlechtem Gewissen – genossen. Die Kreuzfahrtschiffe selbst waren in sehr hohem Maße rollstuhltauglich. Insofern waren es tatsächlich sehr schöne Reisen – in den Häfen vieler Länder war allerdings kaum eine Exkursion mit dem Rollstuhl möglich. Und auf der letzten Mittelmeer-Kreuzfahrt wurde es mir so schwindelig, dass ich kaum etwas zu mir nehmen konnte, obwohl es ständig etwas Köstliches zu essen gab. Der Grund für den Schwindel liegt vermutlich darin, dass ich unter sogenannten Doppelbildern (Diplopie) leide und meine Augen unterschiedlich «zittern» (das eine horizontal, das andere vertikal). So ist auch diese Art zu reisen für uns passé.

Hin und wieder brauche ich doch ein Auto, und zwar vor allem für die Fahrten nach Nottwil, wo mein Zystofix (Bauchdeckenkatheter) alle drei Wochen gewechselt wird. Dorthin fahre ich jeweils mit einer IV-Assistentin oder mit Daniel als Begleitperson in einem Rollstuhl-Taxi.

Insgesamt bin ich von Herzen dankbar, dass ich mit viel Unterstützung, Geschicklichkeit und Tricks noch so lange mobil sein konnte.

Kleine Liste mit Schweizer Reisezielen für
mobilitätseingeschränkte Reisende

- Basel: Kunstmuseum, Fondation Beyeler
- Bern: Kunstmuseum, Museum für Kommunikation, Zentrum Paul Klee, Tierpark Dählhölzli, Orangerie
- Zürich: Kunstmuseum, Museum für Gestaltung, Museum Rietberg, Zoo Zürich: Masoala-Halle (in der die Verhältnisse von Madagaskar simuliert werden und es warm und exotisch ist)
- Luzern: Altstadt mit Kapellbrücke, Kunstmuseum, Kunstausstellungen im Kultur- und Kongresszentrum Luzern, Museum Sammlung Rosengart, Fahrten mit den schönen nostalgischen (und rollstuhlgerechten!) Raddampfern auf dem Vierwaldstättersee
- Aarau: Aargauer Kunsthaus und das naturkundliche Museum Naturama

Als noch vieles möglich schien:
Mein Leben vor der Diagnose MS

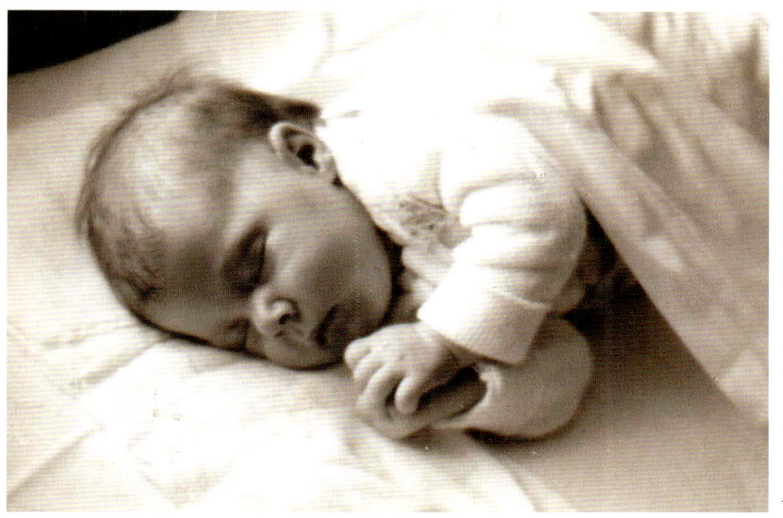

1

2

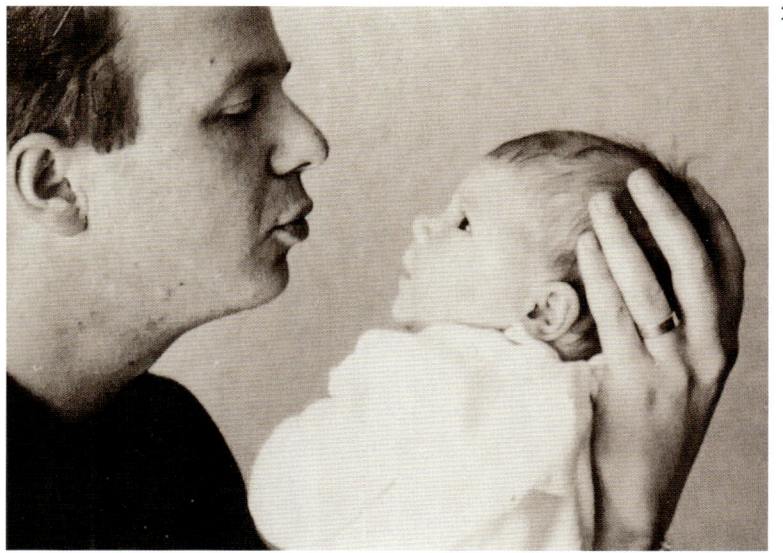

1 Ich wurde 1964 geboren.
2 Als Säugling in den Armen meines Vaters Niky

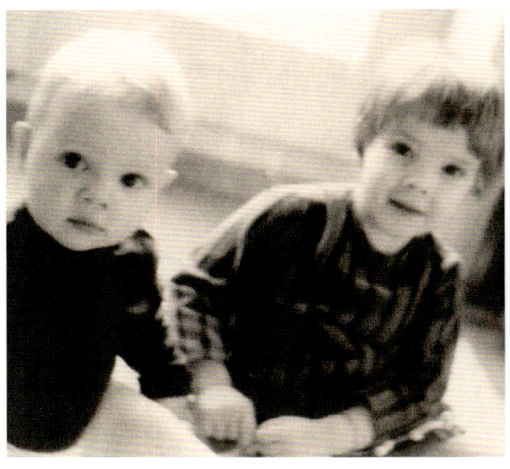
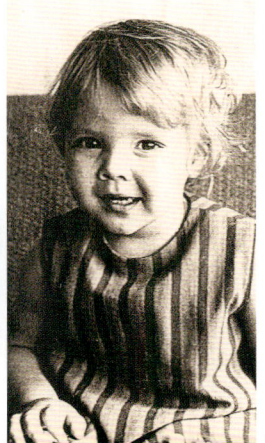
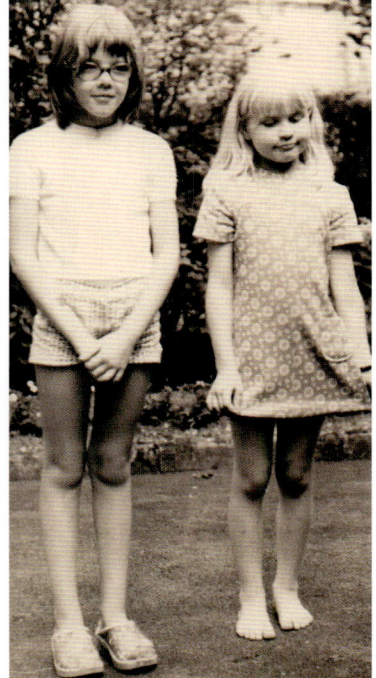

3 Mein Bruder Cla und ich
4 Ich als Kleinkind
5 Als kleines Mädchen (Kindergartenalter)
6 Meine katholische Freundin Nina (rechts) und ich, circa 1973

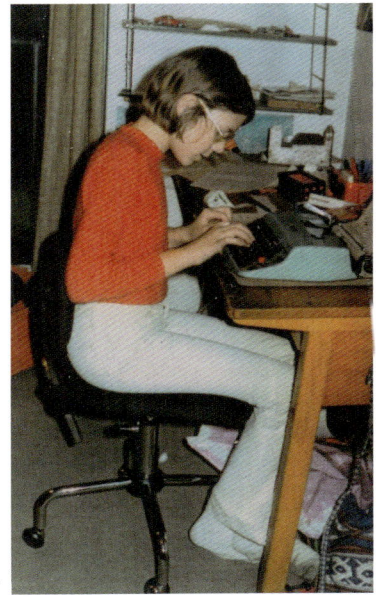
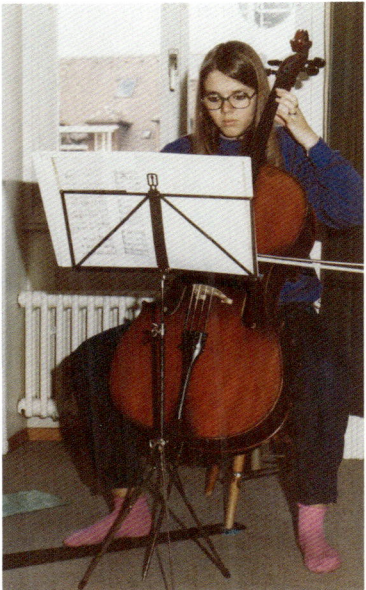
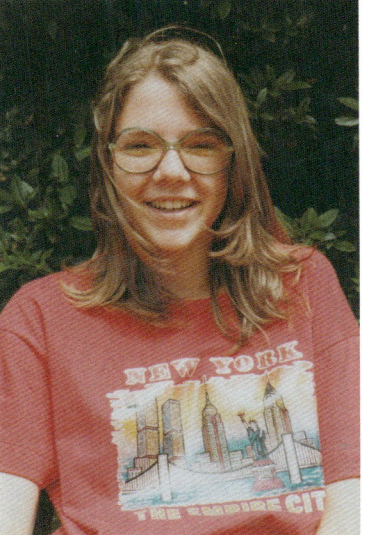
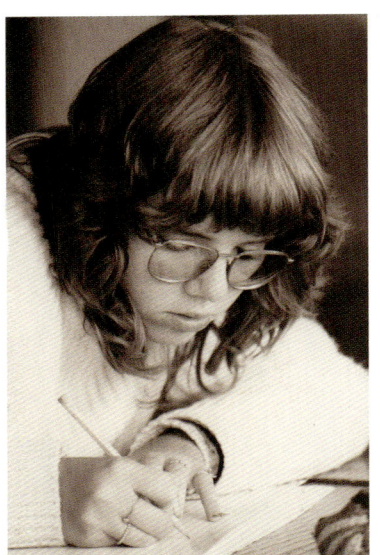

7 Als Jugendliche an der Schreibmaschine
8 Franz Hohler inspirierte mich: Cello-Übungen 1980
9 1979 mit 15 Jahren: Noch war Elvis mein großes Idol.
10 1985 am Gymnasium Immensee: Zu der Zeit war Jesus mir bereits wichtiger als Elvis.

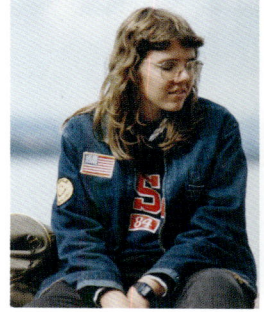

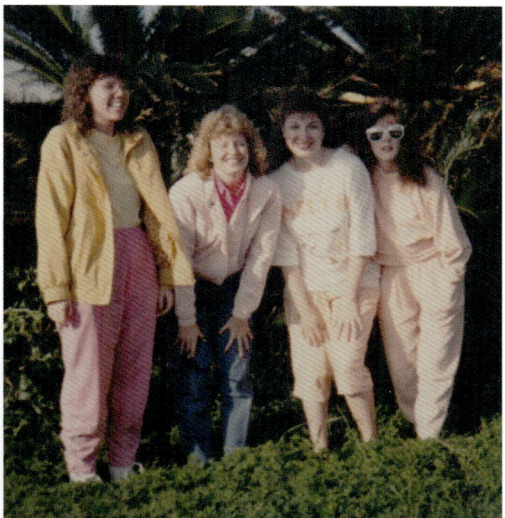

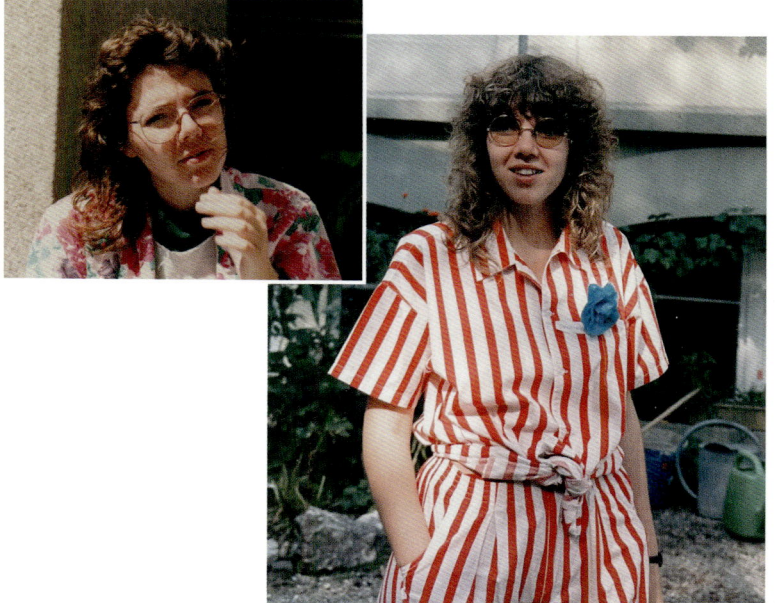

11 Als Maturandin (Abiturientin) am Gymnasium Immensee
12 Ich stehe ganz links: 1987 mit CFNI-Freundinnen in den USA.
13 Ebenfalls 1987: 23-jährig kurz vorm Psychologiestudium in Bern
14 Vor dem Haus unserer Studierenden-WG in der Alpenstrasse in Bern, wo
    ich Daniel kennengelernt habe

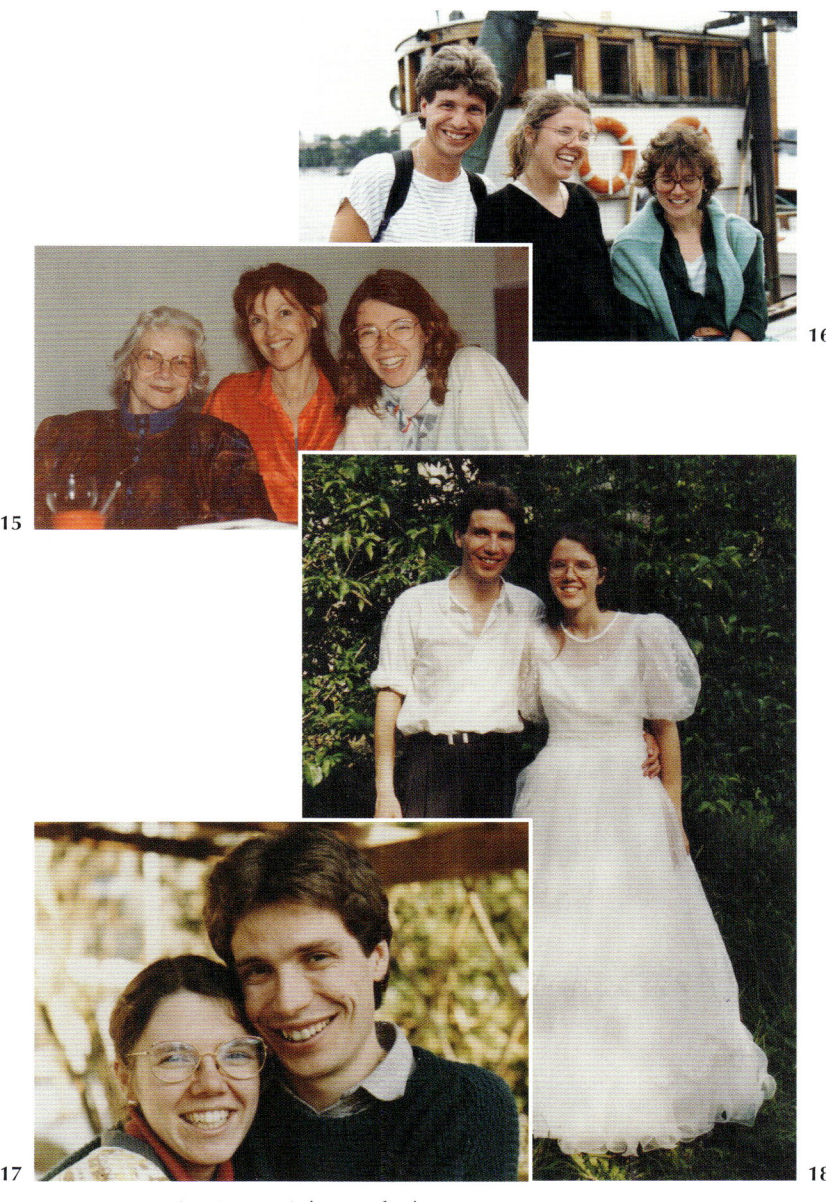

15 Nona, meine Mutter Sylvia und ich circa 1990
16 Interrail-Ferien: Daniel, ich und Clas' Freundin Rita, Stockholm 1990
17 Daniel und ich circa 1990 in unserer Verlobungszeit
18 Am Abend unseres Hochzeitstages: 6. Juli 1991

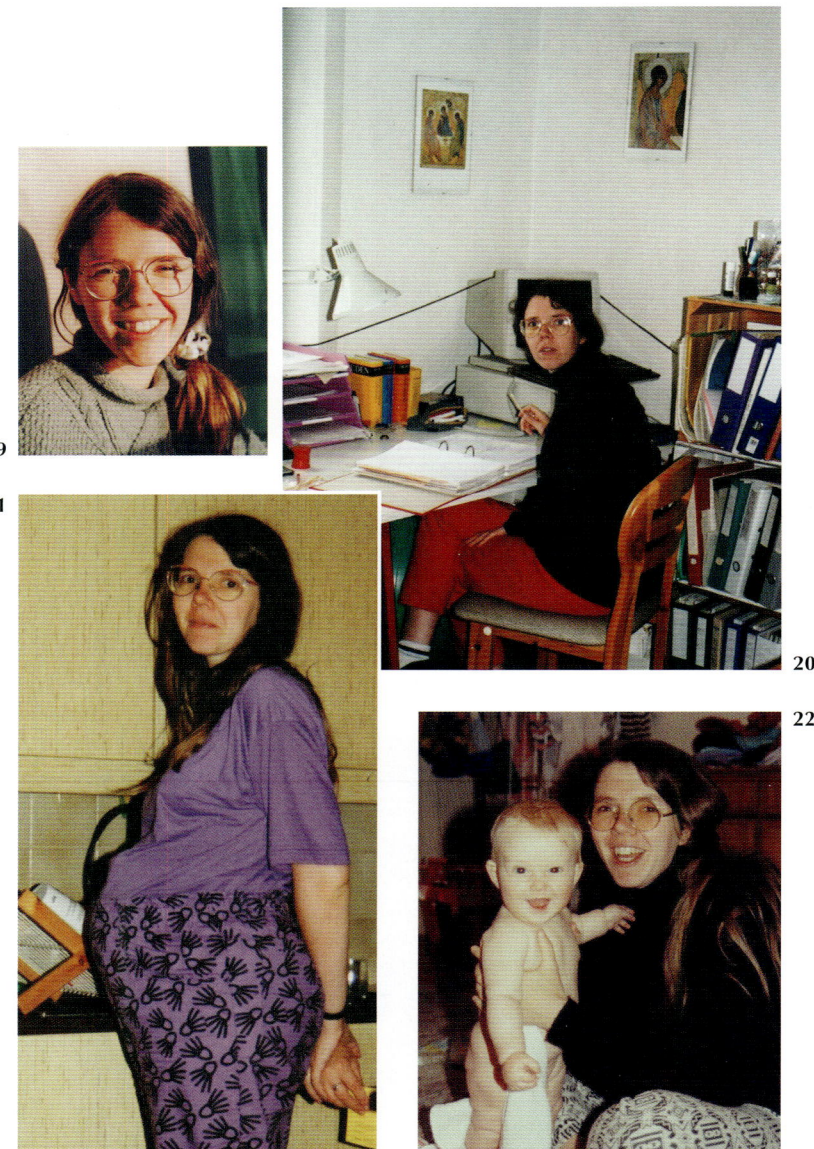

19 Circa 1991: Ich als Studentin
20 Beim Lernen für eine Psychologie-Prüfung
21 Hochschwanger mit Jonathan: 1993
22 1994: Jonathan ist da!

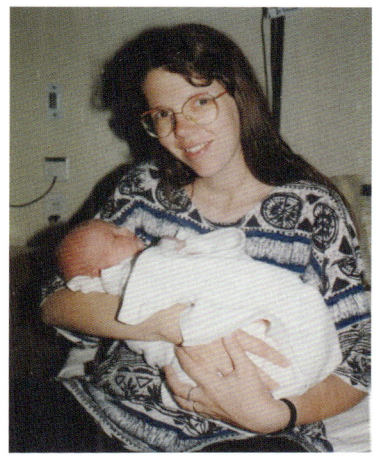

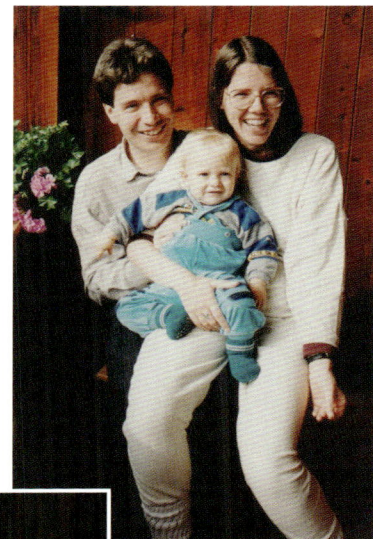

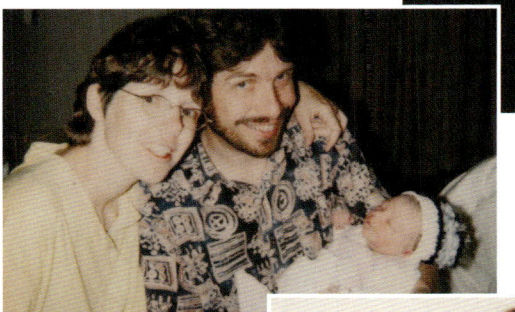

23 Jeremia wird 1996 geboren!
24 Unsere junge Familie 1994
25 Und 1999 folgt unser dritter Sohn Samuel!
26 Meine drei Jungs und ich 1999

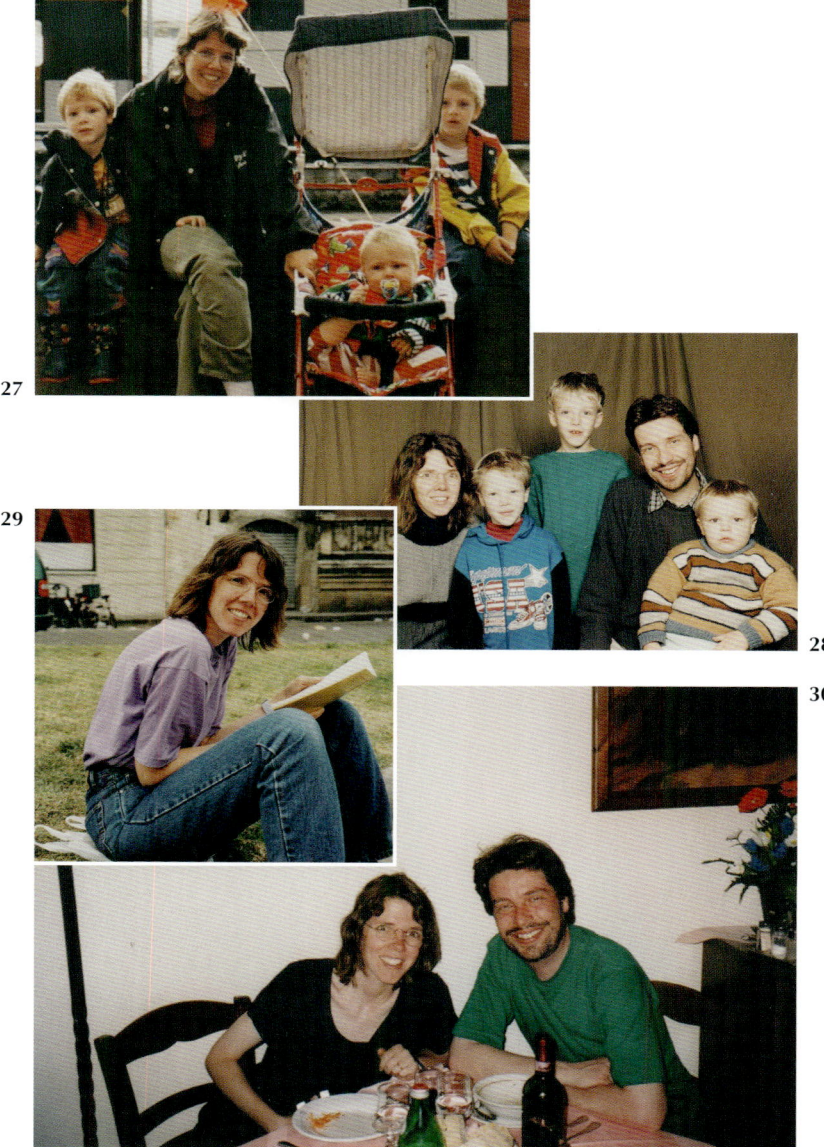

27   Bodenseeferien im August 2000
28   Dezember 2001: Familienfoto
29   2001 holen wir unsere Flitterwochen in Florenz nach. Ich stolpere oft
      und frage mich, was mit meinem Körper los ist.
30   Daniel und ich in Florenz 2001

Vogel ohne Flügel:
Mein Leben mit der Krankheit MS

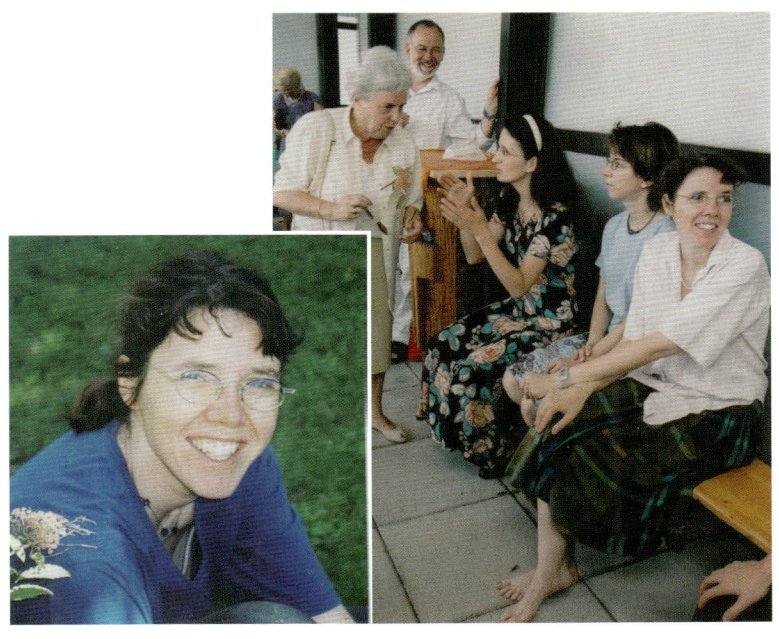

31   Ich strahle trotz harter Diagnose: Porträt aus dem Jahr 2002.

32 und **33**   Zu Beginn der Krankheit kann ich noch etwa 4 Jahre lang mit
Begeisterung israelische Volkstänze in einer Gruppe mitmachen.

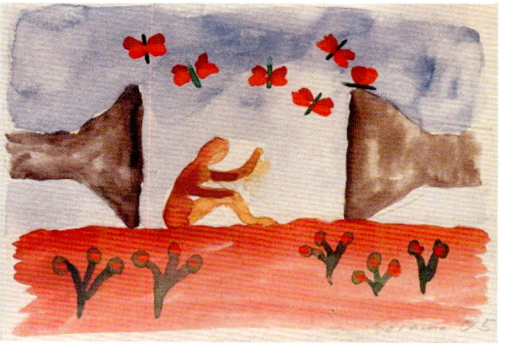

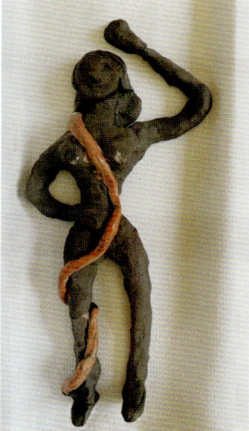

34

36

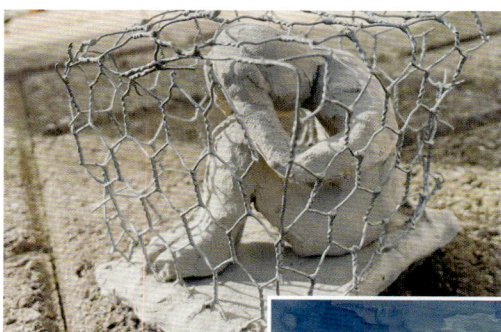

35

37

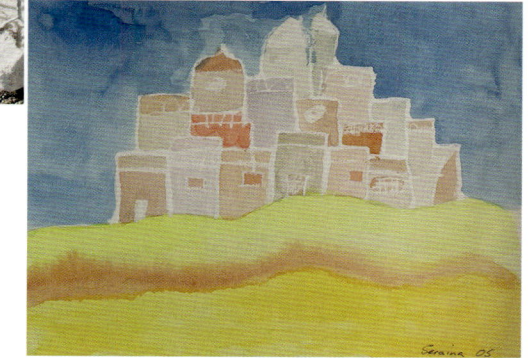

34 Auch wenn die Prellböcke mich zu erdrücken drohen, gibt es immer noch Schmetterlinge über mir und Blumen vor mir.

35 Tonskulptur, mit der ich versucht habe zu erklären, was MS für mich ist: Die Krankheit ist wie eine Schlange, die sich um mein Bein schlängelt und immer mehr zudrückt.

36 Diese Skulptur habe ich vor vielen Jahren nach einem Eindruck von Pompeji gemacht. Aber heute hat sie eine tiefere Bedeutung für mich, weil ich mich oft so wie in einem Gefängnis fühle.

37 Dieses Aquarell war ein Geschenk von mir an meinen Mann Daniel. Es zeigt das neue Jerusalem.

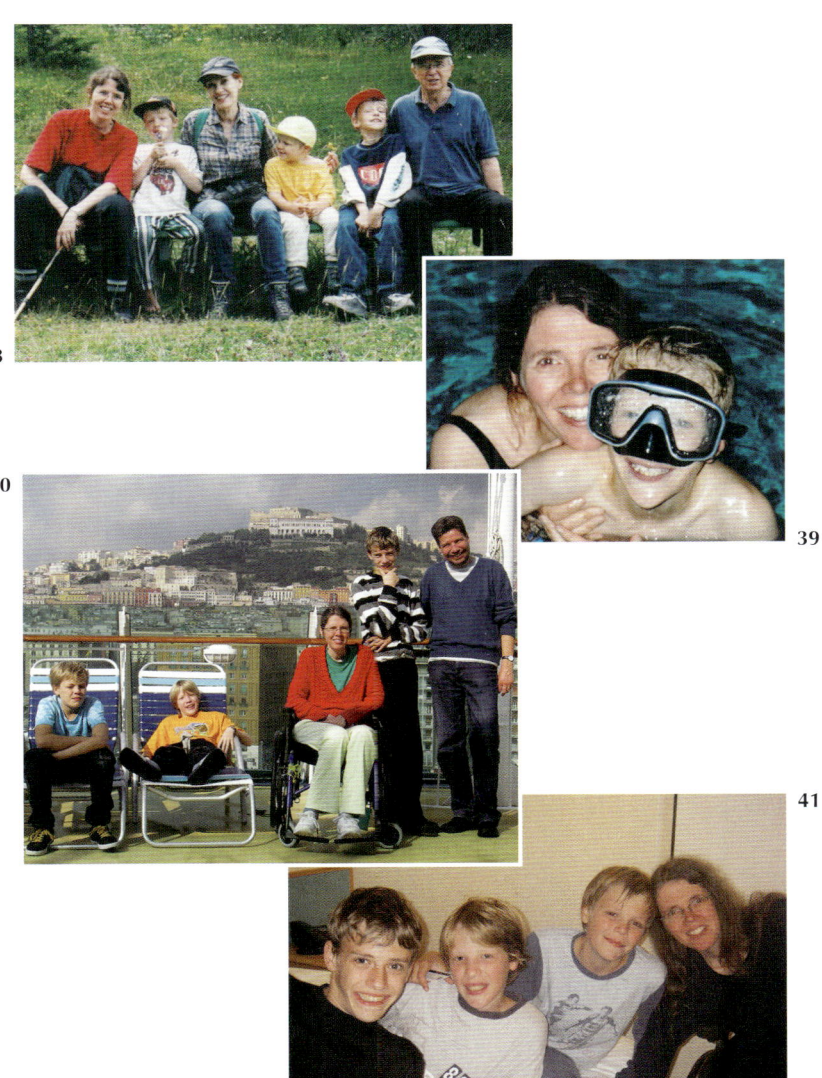

38 2002 mit den Kindern und meinen Eltern in Scuol (Graubünden). Ich gehe an einem Stock.

39 Schwimmen ist noch möglich: Jeremia und ich 2005 im Schwimmbad.

40 Unsere Familie circa 2006 auf einer Kreuzfahrt: Der Rollstuhl hat Einzug in mein Leben gehalten.

41 Meine drei Buben und ich 200€

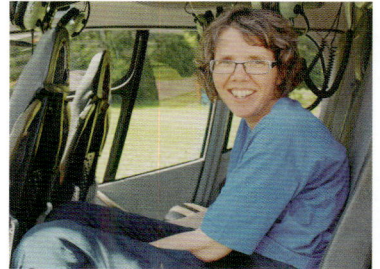

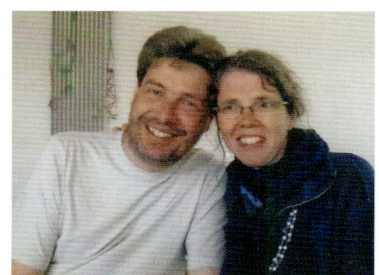

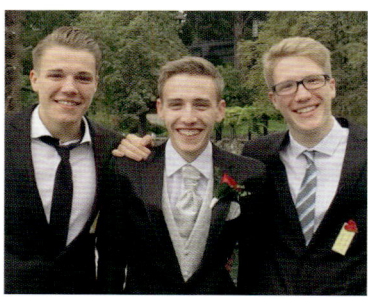

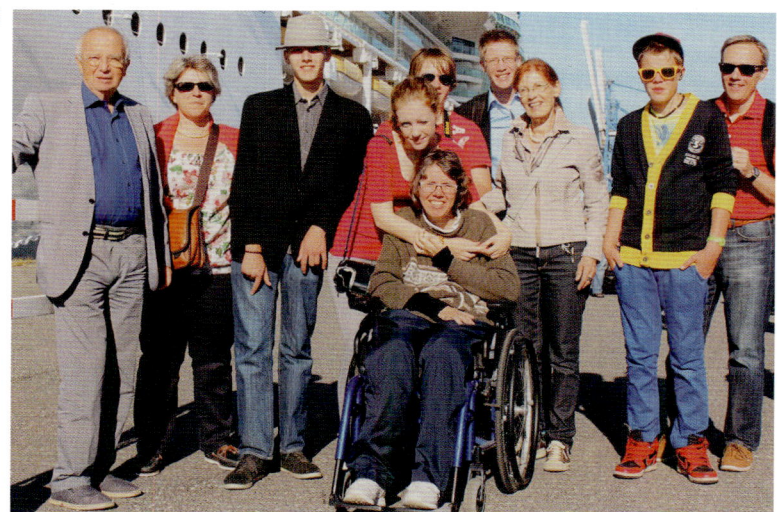

42 Ein tolles Geschenk: 2012 mache ich einen Helikopterflug!

43 2009: Daniel und ich leben seit 8 Jahren mit meiner Diagnose. Es gibt viele schwierige Tage, aber es hat unsere Ehe auch reifen lassen.

44 Grund zur Freude: unsere drei Söhne 2015 an der Hochzeit unseres ältesten Sohnes Jonathan

45 Kreuzfahrt-Foto mit meinen Eltern, meinem Bruder Cla und seiner ganzen Familie, 2012

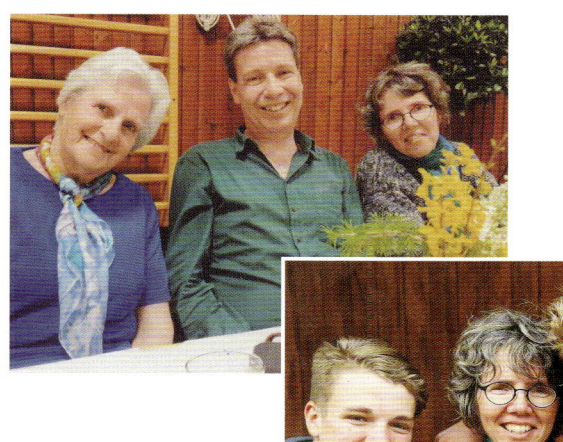

46

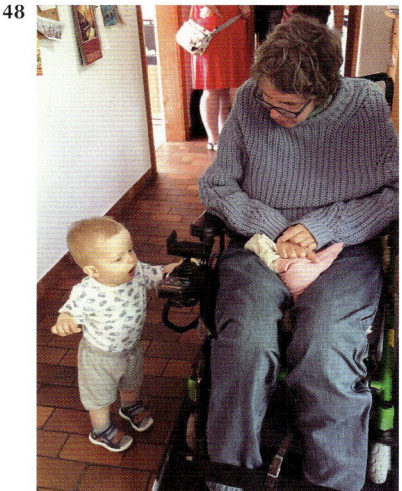

47

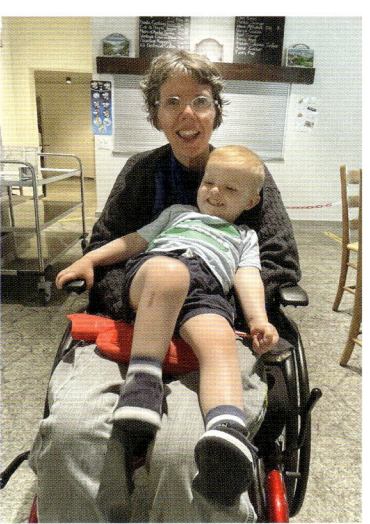

48   49

46 2016: Schwiegermutter Elfi, Daniel und ich in Österreich. Elfi unterstützt uns seit vielen Jahren treu im Haushalt: durch Bügeln, Kochen und Gartenarbeit.

47 Mit meinen Söhnen Samuel und Jeremia circa 2019

48 Louis ist fasziniert von meinem Rollstuhl!

49 2020 in Magliaso (Lugano): Louis bei seinem «Rollstuhl-Grosi» (hochdeutsch: «Rollstuhl-Oma») auf dem Schoß

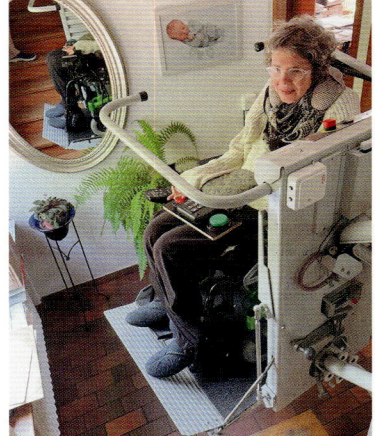

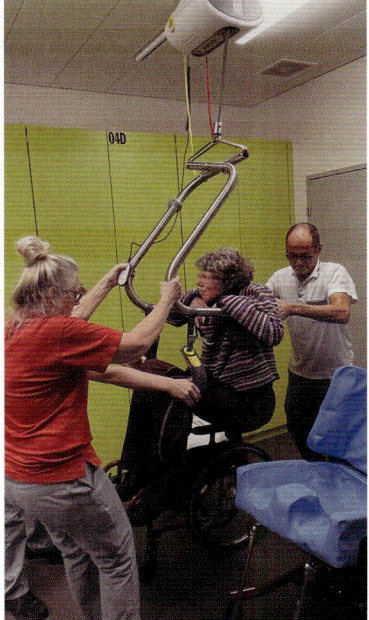

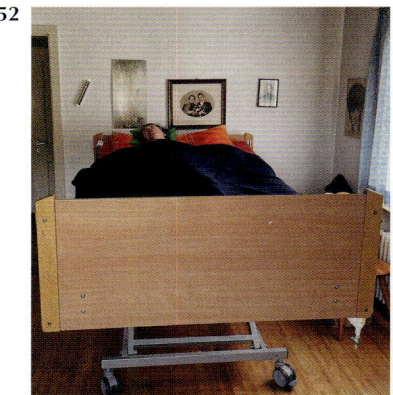

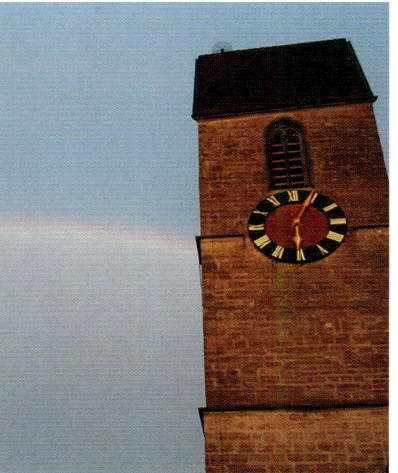

50 Eine Fahrt im Rollstuhl-Plattformlift bei uns zu Hause
51 Transfer in den Schalenrollstuhl für einen Rückenabdruck
(Paraplegiker-Zentrum Nottwil)
52 Schlaf zu finden ist ein Geschenk für mich.
53 Der freundliche Klang der Glocken der Reformierten Kirche von
Schöftland beruhigt mich, wenn ich nachts wachliege.

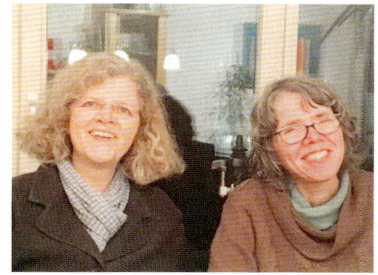

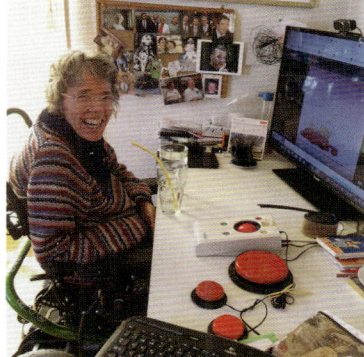

54

56

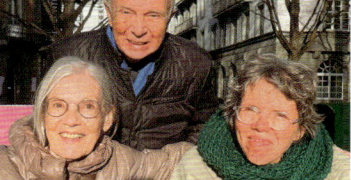

55

57

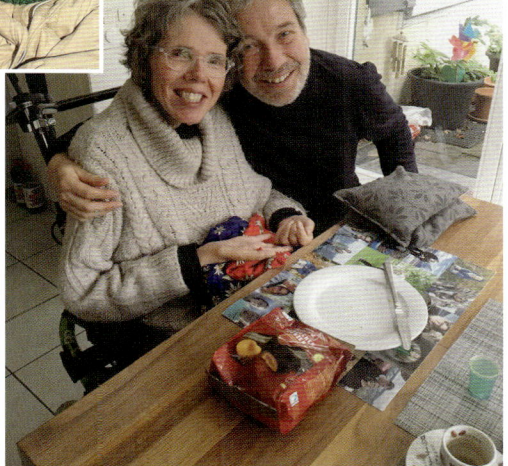

54 Meine Freundin und Co-Autorin Vera Schindler-Wunderlich und ich im Februar 2020

55 2022 am PC – mit obligatorischem Getränk und Steuer-Buttons: Über die Schultermuskulatur kann ich den leicht angewinkelten rechten Arm anheben und so steuern, dass ich mit der rechten Hand auf den gewünschten Button schlage.

56 Meine Eltern Sylvia und Niki haben mich durch ihren unschlagbaren Optimismus geprägt (Aufnahme von circa 2021).

57 Nach einem gemeinsamen «Zmorge» (Frühstück) mit Vera, die zur Stärkung für die gemeinsame Arbeit am PC die ersten Adventsplätzchen aus Allschwil mitgebracht hat.

58

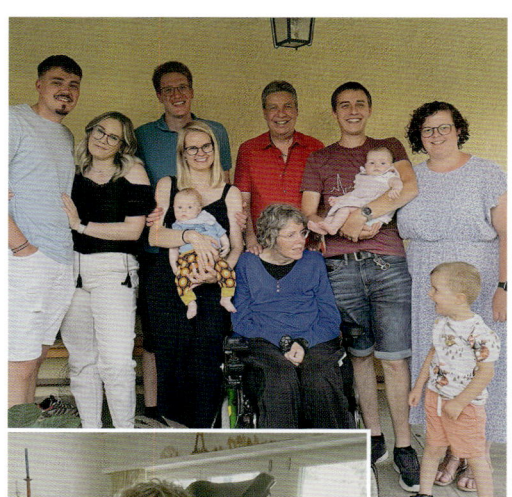

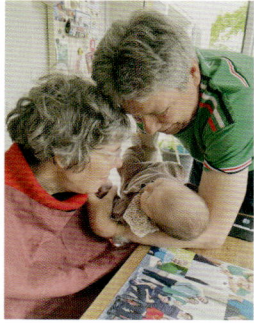

60

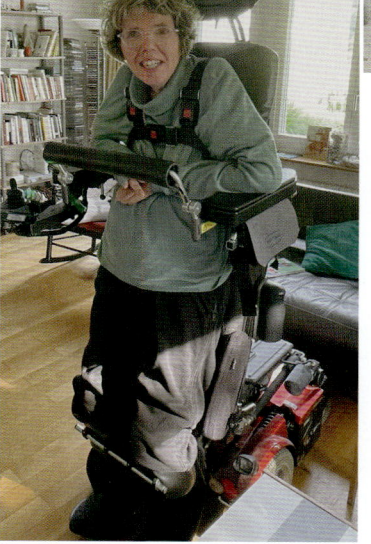

59

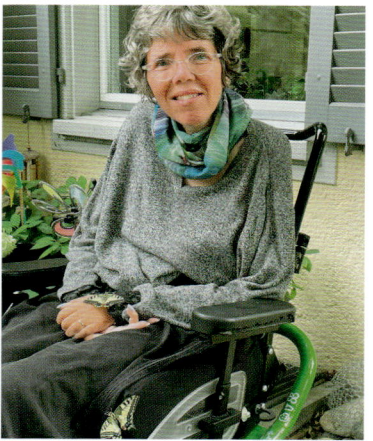

61

58 Familienfoto 2023: Wir sind dankbar für unsere Lieben!

59 Unsere Enkelin Malea wurde im Februar 2023 geboren, unser Enkel Timael im April 2023.

60 Mein Stehrollstuhl ermöglicht es mir, mich in die stehende Position zu bringen. Das Einnehmen der aufrechten Körperposition hat positive Effekte auf Kreislauf, Organfunktionen und meine Knochen, und ich sehe die Welt «von oben».

61 Ich wünsche mir die Leichtigkeit und Beweglichkeit der Schmetterlinge, die auf diesem Foto auf mir gelandet sind. In vielen Kulturen stehen Schmetterlinge aber auch für Wiedergeburt: Ich freue mich auf die Ewigkeit und meinen neuen Körper im Himmel.

TEIL 5

Hoffnung
und Enttäuschung

Hoffnung – Konstrukt oder Abenteuer?

Zu den Themen Dankbarkeit und Reiseabenteuer passt gut der Aspekt der Hoffnung. An dieser Stelle möchte ich einen Artikel einfügen, den ich vor etwa fünfzehn Jahren in meiner Eigenschaft als Psychologin für die Fachzeitschrift *Sela-News* verfasst habe.

Vor vielen Jahren hat mich mein jüngster Sohn Samuel gefragt, was ich tun würde, wenn ich wieder gesund wäre und noch besser gehen könnte. Ich habe diese Frage schnell zurückgewiesen, wollte mich nicht zu sehr darauf einlassen, aus Angst vor falschen Hoffnungen und daraus folgenden Enttäuschungen.

Eigentlich war die Frage von Samuel eine interessante, ja geradezu eine therapeutische Frage. Manchmal habe ich ähnlich auch in meinen Beratungen gefragt: «Was würden Sie machen, wenn Sie Ihre Probleme, die wir hier im Gespräch bearbeiten, nicht mehr hätten?» Das ist eine Frage, die Hoffnung wecken kann (im Sinne von «Die Zukunft könnte anders sein als die Gegenwart», darauf kann man hoffen). Diese «Wunderfrage» hilft Ratsuchenden, weg von ihren Problemen hin zu einer möglichen Lösung zu schauen und zu denken.

Bei mir löste diese Frage meines Sohnes zwar auch einen Funken Hoffnung aus («Gott könnte mich ja doch heilen») – aber diese Hoffnung kann eben auch enttäuscht werden; und mit dieser Enttäuschung muss ich tagtäglich leben. Mit meiner Abwehr wollte ich mich davor schützen.

Was ist Hoffnung? Mit Hoffnung schauen wir in die Zukunft

und haben Erwartungen. Wir leben zwar in der Gegenwart, mit unseren Gedanken können wir jedoch sowohl zu Erlebtem in der Vergangenheit zurückgehen als auch (manchmal leider auch sorgend) in die Zukunft schweifen.

Ohne Hoffnung wäre unser Leben arm, es würde uns eine wichtige Triebfeder fürs Handeln fehlen. Das merken wir besonders dann, wenn es uns schwerfällt, weiter zu hoffen und positiv in die Zukunft zu schauen. Wenn wir keine Hoffnung mehr haben für eine Heilung, dann wird es schwierig, dies zu tun. Dann müssen wir neue und erreichbare Ziele in der Zukunft suchen.

Ich selber leide oft unter dem Verdikt, dass die MS medizinisch gesehen nicht heilbar ist. Es ist frustrierend, wenn mein Physiotherapeut sagt, dass ich meine Übungen machen soll, damit sich mein Zustand nicht verschlechtert – nicht, damit er sich verbessert. Die Hoffnung konzentriert sich dann nur noch darauf, dass etwas nicht eintritt (in meinem Fall: eine Verschlechterung meines gesundheitlichen Zustandes).

Die Hoffnung hilft, einen unangenehmen Zustand zu ertragen, also resilient zu werden – weil man Veränderung ins Positive erwartet. So kann sie der Motor für unser aktives Handeln sein oder ein geduldiges Ertragen unterstützen.

Man kann auf unterschiedliche Arten hoffen: Entweder man hofft auf etwas ganz Bestimmtes und ist fixiert darauf und hat klar umrissene Vorstellungen, wie sich das Erhoffte erfüllen sollte, was geschehen muss, damit man nicht enttäuscht wird. Beispielsweise habe ich mich vor vielen Jahren in einen jungen Mann verliebt und all meine Hoffnungen daraufgesetzt, dass auch er sich in mich verlieben würde. Dann musste ich erfahren, dass er sich in eine andere Frau verliebt hatte. Das hat fast körperlich wehgetan. Meine fixen Hoffnungen wurden enttäuscht. (Zum Glück handelte es sich um ein Missverständnis, wir sind in diesem Jahr, 2023, zweiunddreißig Jahre glücklich verheiratet!)

Eine andere Art zu hoffen ist weniger fixiert. Man ist weniger anfällig für Enttäuschungen, weil man davon ausgeht, dass in dem, was geschehen wird, in jedem Fall ein Sinn liegt.

Der tschechische Dramatiker und Politiker Václav Havel hat mit folgendem Satz diese Art zu hoffen eindrücklich formuliert: «Hoffnung ist nicht die Überzeugung, dass etwas gut ausgeht, sondern die Gewissheit, dass etwas Sinn hat – ohne Rücksicht darauf, wie es ausgeht.»

Menschen, die an Gott glauben, wie er uns in der Bibel bezeugt wird, können so hoffen, wie Havel schreibt. (Ich weiß, dass das nicht alle können, ich bin aber sicher, dass man auch ohne Glauben an Gott Hoffnung haben kann.) Wir können davon ausgehen, dass Gott es gut meint mit uns. Das ist der Grund für unsere Überzeugung, dass etwas sinnvoll ausgehen kann, weil Gott eben die Kontrolle hat. Er ist es, der allem eine Bedeutung geben kann.

Ich finde dieses Hoffen enorm anspruchsvoll, denn es setzt ein tiefes Vertrauen in unseren Schöpfer voraus. Mir gelingt das leider nicht immer, ich will aber nicht aufgeben und darum bitten, dass Gott mir Glauben und solche Hoffnung schenkt.

Hoffnung ist etwas, das nur gewagt werden kann. Es braucht Mut, zu hoffen. Man kann sich nämlich auch, was konkrete Erwartungen angeht, täuschen, denn es sind stets mehrere Ausgänge möglich. Es geht also auch darum, dass wir lernen, mit Enttäuschungen umzugehen, sodass ein erneutes Hoffen möglich bleibt. Wie das geschehen könnte, dem will ich im nächsten Kapitel nachgehen.

❖ ❖ ❖

Enttäuschung – Einladung, mit Gott im Gespräch zu bleiben

Zum Thema Enttäuschung passen Gedanken, die ich ebenfalls vor etwa fünfzehn Jahren für einen Fachartikel der «Sela News» verfasst habe und den ich deshalb an dieser Stelle einfüge.

Beim Beten spielt die Hoffnung eine wichtige Rolle. Wenn ich Gott um etwas bitte, dann tue ich das in der Hoffnung, dass er meine Bitte hört. Diese Hoffnung steht auf gutem biblischem Boden, denn das Buch der Bücher verspricht uns an vielen Stellen, dass wir damit rechnen dürfen, dass Gott tut, worum wir ihn bitten.

Ich habe selber auch schon die Erfahrung gemacht, dass er mein Gebet erhört. Zum Beispiel, als im Sommer vor etlichen Jahren mein jüngster Sohn Samuel schwer krank wurde: Ich habe gebetet und gehofft, dass er wieder gesund würde. Als ich nicht mehr beten konnte, habe ich andere gefragt, ob sie für Samuel beten. Ich war dankbar, als sich meine Hoffnung erfüllt hat und er wieder gesund geworden ist.

Ich mache aber leider auch die Erfahrung, dass meine Gebete nicht erhört werden, dass Gott schweigt oder jedenfalls nicht das geschieht, worum ich gebetet habe. Ich bete darum, dass ich geheilt werde, aber es geschieht «nichts».

Wir haben Verheißungen aus der Bibel, dass Gott Krankheiten heilt, trotzdem blieben meine Beine ungelenk, und ich konnte keine weiten Strecken gehen. Heute kann ich mich zu Fuß gar nicht mehr fortbewegen. Dann erlebe ich, dass meine Hoffnung enttäuscht wird. Ich bin verunsichert und frage mich: Ist es nicht sein Wille, dass ich geheilt werde? Oder muss ich noch länger warten? Bleibt es bei den Träumen in der Nacht, in denen ich wieder gehen kann?

Wenn das, worauf ich gehofft habe, sehr wichtig ist, wenn die Hoffnung groß war und sich nicht erfüllt hat, dann muss ich mit Enttäuschungen umgehen. Diese tun weh, sie können im schlimmsten Fall zu Hoffnungslosigkeit führen. Hoffnungslosigkeit ist ein Nährboden, auf dem Depressionen entstehen können, man kann psychisch und auch körperlich krank werden!

Ich will zwei unterschiedliche Formen des Umgangs mit Enttäuschung zeigen:

Man kann sich vor Enttäuschungen erstens schützen, indem man einfach nicht mehr so genau hinschaut. Man verhält sich gleichgültig gegenüber dem, wie sich etwas entwickelt. In meinem Fall: Ich kann mich vor weiteren Enttäuschungen schützen, indem ich einfach gar nicht mehr mit einer Heilung rechne und resigniere, mich also mit meiner Krankheit abfinde. Mit dieser Strategie versuche ich, der Hoffnung auszuweichen. Ich kann meine Gebete so verändern, dass ich allgemein bleibe, so kann Gott diese erhören oder auch nicht. Ich werde es nicht merken und folglich auch nicht enttäuscht sein.

Ich möchte aber noch eine zweite Strategie im Umgang mit Enttäuschungen zeigen: Trotz der Enttäuschung kann ich nämlich mit Gott im Gespräch bleiben. Ich kann um eine Antwort und um eine Erklärung ringen. Ich habe immer wieder die Erfahrung gemacht, dass ein solches ehrliches, quasi schonungsloses Gespräch mit Gott mich selber verändert. In diesen Gesprächen sind mir oft die Psalmen in ihrer manchmal schockierenden und peinlichen Ehrlichkeit eine große Hilfe und ein unendlich wertvoller Schatz (z. B. Psalm 73).

Ich habe es selber erlebt, dass der Schmerz wegen der Enttäuschung nicht einfach weg war, ich selber aber, wie gesagt, verändert und gestärkt wurde und ich mich irgendwie auf eine friedliche Art Gottes Willen fügen konnte.

Meine Art zu hoffen kann sich verändern. Ich kann meine Hoffnung auf einen übergeordneten Sinn richten, im Vertrauen darauf, dass Gott es gut mit mir meint und dass hinter allem ein verborgener Sinn liegt, den ich manchmal eben einfach nicht erkenne.

Ich weiß nicht, warum ich bis jetzt nicht geheilt wurde, aber ich hoffe, dass trotzdem ein Sinn dahinter liegt. Vielleicht soll ich mit meiner Behinderung eine spezielle Aufgabe lösen – wie ich es in meinen wiederkehrenden Träumen vor der Diagnose MS erlebte. Ich muss immer wieder, manchmal täglich, üben, mein Hoffen nicht allein auf eine körperliche Heilung zu fixieren, sondern das umfassende Heil, das weit über dieses Leben hinausreicht, im Auge zu behalten.

So verstehe ich den obigen Satz von Václav Havel: «Hoffnung ist nicht die Überzeugung, dass etwas gut ausgeht, sondern die Gewissheit, dass etwas Sinn hat – ohne Rücksicht darauf, wie es ausgeht.»

✦ ✦ ✦

Wenn Gott nicht heilt – Aspekte eines schwierigen Themas (mit Daniel Hintermann)

Den folgenden Text habe ich zusammen mit meinem Mann geschrieben, der hier den theologischen Hintergrund liefert.

Die Tatsache, dass Christinnen und Christen nicht in jedem Fall durch ein Wunder von Krankheit oder anderen Leiden geheilt werden, wird in der Bibel nicht explizit thematisiert. Es ist aber eine Erfahrung, die viele Christinnen und Christen in unserer Zeit und sicherlich auch früher gemacht haben. Eine monokausale Erklärung ist unzureichend und nicht befriedigend. Die Gründe können zwar bei dem Menschen, der geheilt werden will, liegen, diese dürfen aber nicht verabsolutiert werden, denn Glaube ist weder eine notwendige noch hinreichende Bedingung für Heilung!

In der Bibel gibt es Berichte von Menschen, die geheilt werden, obwohl sie gar nicht an den jüdischen Gott oder seinen Messias glauben (z. B. im Neuen Testament die kanaanäische Frau, Matthäus 15,21–28; im Alten Testament der Feldhauptmann Naaman, 2. Könige 5,1–27), und von solchen, die explizit aufgrund ihres Glaubens geheilt worden sind (z. B. der Blinde von Jericho, Markus 10,46–52; die Frau mit den Blutungen, Markus 5,21–34). Man kennt außerdem das Phänomen der Spontanheilung, welches auch bei Menschen vorkommt, die nicht an Gott glauben, denen es nie in den Sinn käme, Gott für ihre Heilung zu danken! Ist es trotzdem Gott, der diese Menschen geheilt hat?

Es kommt auch vor, dass Menschen, die in einem Heilungs-gottesdienst geheilt werden, dann leider erneut krank werden. Das war wohl eine vorübergehende Besserung, aber keine langfristige Heilung.

Was geschieht mit all den Menschen, die nicht geheilt wer-den, aber große Hoffnungen hatten? Sie brauchen dann seel-sorgerliche Unterstützung! In der Seelsorge habe ich mich manchmal um solche Menschen gekümmert, die genau diese Erfahrungen gemacht haben; ich sah es als eine Aufgabe an, mit ihnen das Unerträgliche auszuhalten, das sie empfanden, wenn Gott sie nicht heilte.

Wir sind hier mit der sogenannten Theodizee-Frage konfron-tiert. Das Wort «Theodizee» kommt aus dem Griechischen: «Theós» bedeutet Gott, und «dikē» bedeutet Gerechtigkeit. Theodizee ist der Versuch, den Widerspruch zwischen Gottes Allmacht und Güte einerseits und dem in seiner Welt vorhan-denen Übel, moralischen Bösen und dem vielfältigen Leiden andererseits zu erklären. Auf diesen Vorbehalt gibt es wahr-scheinlich keine rationale, vernünftige und überzeugende Ant-wort. Biblische Erklärungsversuche sind zum Beispiel in Psalm 73 und im Buch Hiob zu finden.

In beiden Texten kommt es schlussendlich zu einer Begeg-nung mit Gott. In dieser Begegnung ändert sich die Ausgangs-frage des betroffenen Menschen, etwa nach Gottes Gerechtig-keit im Leid, zu einem neuen, zwar unerwarteten, aber guten Verständnis. Ich glaube also nicht, dass man das Theodizee-Problem nur dann aushalten kann, wenn es einem gut geht, beziehungsweise wenn man noch kein schweres Leiden durchgemacht hat!

Und dann sind da noch die Aussagen im Neuen Testament, dass Gott sich in den schwachen «Gefäßen», also: Menschen, verherrlichen will (2. Korinther 12,9 und 2. Korinther 4,7–11). Gott kann also meine Krankheit gebrauchen, um sich zu ver-herrlichen? Dieser Gedanke kann helfen, eine Nichtheilung zu akzeptieren, er gibt Trost. Aber er kann auch zur Resignation verleiten, und diese tut niemandem gut.

Wenn Gott nicht heilt, dann ist das außerdem eine Herausforderung für unsere Gebetszeiten: Schließlich verheißt uns ja das Neue Testament, dass alle unsere ernsthaften Gebete erfüllt werden. Wie können wir so beten, dass Gott unsere Gebete erhört?

Eine Rückblende: Am 3. Juni 2008 fand in Oberägeri (Zentralschweiz) eine christliche Fachtagung zum Thema «Wenn Gott nicht heilt» statt. Das Thema bewegte. Die Tagung war voll ausgebucht, es kamen ∠50 Besucherinnen und Besucher, viele landeten auf einer Warteliste oder erhielten eine Absage. Ich war eine der Glücklichen, die einen Platz bekamen. An der Tagung wurde trotz des Themas dennoch für Kranke gebetet. Auch ich habe für mich beten lassen, wurde aber nicht geheilt. Ich war sehr traurig und enttäuscht.

Vor mehreren Jahren war ich dann an einem Heilungsgottesdienst in Winterthur, mit der erneuten Hoffnung, dass Gott ein Wunder an mir tun könnte. Leider geschah nichts! Andere wurden von ihren Leiden geheilt; hat Gott gewirkt? Nach diesem Heilungsgottesdienst fragte ich mich, ob ich meiner Heilung vielleicht selber im Weg stand.

Solche Erfahrungen mache ich immer wieder: dass Menschen für mich um Heilung beten; dass ich hoffe; dass dann trotzdem nichts geschieht; dass ich mit der enttäuschten Hoffnung leben muss; dass ich mich frage, ob ich an diesem Zustand selber schuld bin … Wie kann ich jedes Mal mit dieser Anspannung umgehen und trotzdem die Hoffnung nicht verlieren?

An der Tagung in Oberägeri wurden in Vorträgen und Referaten Fragen aufgeworfen, aber auch Antworten gegeben. Mir scheint aber, dass wir nicht darum herumkommen, diese Spannungen zwischen Fragen und Antworten auszuhalten und in der Verbindung mit Gott Trost zu suchen. Das tue ich, indem ich täglich an meinem Glauben festhalte, bete und wie Jakob im Alten Testament, der intensiv mit Gott rang, ausspreche: «Ich lasse dich nicht eher los, bis du mich gesegnet hast» (1. Mose 32,27; Hoffnung für alle).

Ein abschließender Gedanke: Beim Leiden stellt sich schnell die Warum-Frage: Warum ist mir das geschehen? Viktor Frankl hat, wie bereits erwähnt, einmal sinngemäß gesagt: «Es ist nicht an uns, die Fragen zu stellen, das Leben stellt die Fragen. An uns ist es, die Antworten zu geben.» In meinem persönlichen Fall heißt das, dass ich nicht mehr frage, warum ich MS bekommen habe, sondern dass ich mir überlege, wie ich dem Leben oder Jesus (der ja mein Leben ist) antworten will, wie ich trotz meinen Einschränkungen eine sinnvolle Existenz führen kann.

Übrigens – es gibt immer noch treue Freundinnen und Freunde, die um Heilung für mich beten. Ich habe ihnen zwar gesagt, dass sie dies nun bitte auf eigene Verantwortung tun sollen und selbst mit einer Enttäuschung umgehen müssen, wenn ihr Gebet nicht erhört werden sollte. Diese Freundinnen und Freunde bleiben trotzdem dran am Gebet für mich …

TEIL 6

Multiple Sklerose
und die anderen

«Die Frau im Rollstuhl» – vom Zuhören, Sehen und Verstehen

Durch meine Lage haben sich die Beziehungen zu anderen Menschen auf allen Ebenen stark verändert. Ich werde oft in erster Linie als Frau im Rollstuhl wahrgenommen, die bei vielem nicht mehr so mitmachen kann wie andere. Selbst mein Enkel Louis nennt mich ganz unschuldig «Rollstuhl-Grosi» (hochdeutsch: «Rollstuhl-Oma»).

In unserer Gemeinde bezeichnen mich manche Leute als «Heilige», weil ich, wie sie sagen, «das alles aushalte», was an Einschränkungen und Schmerzen mit der Krankheit zusammenhängt und mir zugemutet wird.

Ich bin aber keine Heilige, sondern habe genauso meine Schwächen, Eigenheiten und «Flausen im Kopf» wie alle anderen auch: Ich bin ungeduldig, manchmal ungerecht, empfinde mich als anspruchsvoll, zuweilen undankbar und erscheine manchen Bekannten oder Freunden unhöflich, weil ich nicht nach jeder Hilfeleistung Danke sage.

Mich wirklich zu verstehen oder gut kennenzulernen – das ist eine anspruchsvolle Aufgabe, die Zeit braucht. Durch die Krankheit, das ständige Sitzen und meine allgemeine Kraftlosigkeit fehlt mir die Atemluft, um so viel, so laut und so spontan zu sprechen wie früher. Es fällt mir schwer, mich in ein Gespräch einzubringen oder mich verbal zur Wehr zu setzen. Die Antworten kommen für mich logischerweise zu schnell, in der Folge kann ich eben nicht mehr so rasch und in normaler Lautstärke reagieren wie früher. Viele Menschen, die es wohl gut meinen, hören mir gar nicht richtig zu, sondern verkünden mir ihre eigenen Lösungsansätze. Dann fühle ich mich übergangen und bevormundet.

Es gibt leider nur wenige Freundinnen und Freunde, die mir wirklich geduldig und interessiert zuhören, um zu erfahren, was ich tatsächlich denke und empfinde, und die nicht so schnell mit ihren Antworten daherkommen. Ich würde mir zum Beispiel auch wünschen, dass man langsamer mit mir spricht und zwischen den Sätzen mehr Pausen einlegt. Sonst sitze ich eben einfach dabei, denke mir meinen Teil und fühle mich isoliert.

Immerhin ist es mir aber möglich, per E-Mail und WhatsApp mit Freundinnen und Freunden in Kontakt zu bleiben. Natürlich kann ich diese selber nicht schreiben, sondern muss sie meinen Assistentinnen diktieren.

Manchmal möchte ich außerdem auch manchen Ärzt(inn)en und Pflegenden ans Herz legen, ihr Kommunikationsverhalten im Umgang mit Patient(inn)en wie mir zu überdenken. Doch dazu Weiteres in den Ausführungen zu unserer mittlerweile etwas zwiespältigen Sicht auf das Schweizer Gesundheitswesen im übernächsten Kapitel.

Gemeinsam reifer werden:
Leben mit MS in Ehe und Familie

Ich verspreche dir die Treue in guten und in bösen Tagen, in Gesundheit und Krankheit, bis der Tod uns scheidet.
Abschnitt aus traditionell kirchlichem Eheversprechen

Erinnern Sie sich noch an Ihr Eheversprechen? Leider haben mein Mann und ich unser Traugelübde nicht schriftlich erhalten, das wir uns damals, vor mehr als dreißig Jahren, in der schönen alten Nydegg-Kirche in Bern gegeben haben. Wir erinnern uns aber beide noch, dass der Inhalt dieses Versprechens für uns beide sehr wichtig war und wir lange an den Formulierungen gefeilt haben. Heute müssen wir sagen, dass wir uns damals natürlich nicht in allen Einzelheiten vorstellen konnten, was für «böse Tage» genau uns, und in welchem Ausmaß, erwarten würden. Hätten wir trotzdem Ja gesagt? Wohl ehrlicherweise nicht. Aber heute sagen wir täglich neu Ja zu unserer Ehe.

Mir tut es weh, zu sehen und zu hören, wie viele Ehen und Paarbeziehungen auseinanderbrechen. Das hängt meines Erachtens nicht zuletzt auch mit den Vorstellungen und den häufig zu hohen Erwartungen zusammen, die man an eine geglückte Ehe hat: zum Beispiel das Klischee, dass das aufregende, kribbelnde Gefühl des Verliebtseins eine ganze Beziehung lang andauern muss. Wir werden selbstverständlich geprägt durch Bilder in den Medien und durch Hollywood-Filme, die uns immer wieder Beziehungen zeigen, die ganz am Anfang stehen, geprägt von aufregenden Gefühlen und von Erotik, die doch größtenteils auf egoistische Motive zurückgehen. Man sieht selten Filme von Ehepaaren, die schon länger zusammen sind, die zeigen, wie sie ihre Probleme meistern und ihre Sorgen gemeinsam tragen. Ihre

Gefühle füreinander sind vielleicht anders, «erwachsener» geworden, aber nicht minder schön und wertvoll.

Natürlich – je länger man verheiratet ist, desto mehr kommen auch überraschende Verhaltensweisen des Partners oder der Partnerin zum Vorschein. Für Daniel zum Beispiel war es sehr gewöhnungsbedürftig, dass ich nach etwa zwei Wochen auf der einen Bettseite gerne von nun an auf der anderen Seite schlafen wollte! Sobald sich mein Mann also an eine Seite gewöhnt hatte, wollte ich schon wieder die Seiten wechseln. Das war eine Zumutung für ihn – er hat sie aber überlebt!

Im Alltag haben wir also nicht nur Schokoladenseiten, da zeigen sich auch viele unangenehme Gewohnheiten! Und da meine ich nicht nur den Anspruch eines der Ehepartner, dass beide Zahnbürsten im Glas stets gleich ausgerichtet sein müssten oder die berühmte falsch ausgedrückte Zahnpastatube! Schon mehr als dreißig Jahre ärgert mich die Unordnung, die mein lieber Mann in unserer Wohnung hinterlässt. Früher habe ich jeweils aufgeräumt, das kann ich aber heute wegen der Krankheit nicht mehr.

Daniel hat dafür Mühe damit, wenn ich in Gesprächen mit Bekannten oder Freunden kaum etwas sage, mich innerlich zurückziehe (heute auch verstärkt durch die Krankheit) – und er keine Ahnung hat, weshalb. Ich dagegen verstehe nicht immer, warum ein gemeinsamer Spaziergang verlängert werden muss durch ein Gespräch mit einem Kirchgemeindemitglied meines Mannes, bei dem ich mir überflüssig vorkomme – auch wenn ich weiß, dass er als Pfarrer die Gemeindemitglieder, denen wir begegnen, nicht einfach ignorieren kann.

Als Ende 2001 die Krankheit Multiple Sklerose in mein Leben kam, waren wir gerade zehn Jahre verheiratet, hatten drei kleine Kinder und viele Pläne für die Zukunft; ich wollte mich beispielsweise in der psychologischen Forschung engagieren und eventuell eine wissenschaftliche Arbeit schreiben.

Auch Daniel hatte sich die Zukunft im Pfarramt natürlich anders vorgestellt, hätte eventuell zum Beispiel stärker übergemeindliche Aufgaben übernommen. Ich konnte auch je länger, je weniger die Aufgaben einer Pfarrfrau wahrnehmen und ihm den Rücken freihalten. Er hätte nach ein paar Jahren in Schöftland wohl auch noch ein- oder zweimal in eine andere Kirchgemeinde wechseln wollen. Eine Schwierigkeit dabei würden aber schon nur die Pfarrhäuser in vielen Gemeinden darstellen, die selten rollstuhlgerecht sind – und die schweizerische Sozialversicherung IV zahlt einen Umbau nur einmal. Am Anfang meiner Krankheitsgeschichte standen also viele Fragezeichen und eine starke Verunsicherung.

Dann gab es für uns als Paar und als Familie erst einmal eine gewisse Erleichterung. Als ich unseren drei Kindern sagen konnte, dass Mama an MS nicht (so schnell) stirbt, waren sie aufs Erste beruhigt – sie hatten ja ihre Mama weiterhin. Wir lebten also vorerst weiter, wie wenn nichts wäre – mit einem nicht fassbaren Damoklesschwert über unseren Köpfen.

Die Veränderung kam schleichend: Ich lief schleppender, strauchelte manchmal und war insgesamt viel müde – aber bei kleinen Kindern ist das doch normal, oder? Da die Müdigkeit anhielt, suchten wir Entlastung durch eine Tagesmutter, was mich einerseits erleichterte, mir anderseits zuweilen auch ein sehr schlechtes Gewissen bereitete.

Als wir 2004 nach Schöftland umzogen, hatte ich zwar mehr Mühe mit dem Gehen und bekam auch wegen einer Sehnerventzündung hinderliche Probleme mit den Augen. Aber das waren noch keine einschneidenden Änderungen für mich. Diese kamen jedoch bald. Zuerst brauchte ich einen Rollator und ein Dreirad-Fahrrad, und dann tauchte wie ein Schreckgespenst der Rollstuhl am Horizont auf. Diese Einschränkungen betrafen mich persönlich, aber natürlich zunehmend auch unsere Ehe und unsere Familie. Einmal machten wir Velo-Ferien im Berner Seeland. Das waren schöne Ferien, aber für mich schon sehr anstrengend, und lange Velo-Touren lagen nicht drin. Längere Spaziergänge konnten wir auch keine mehr unternehmen, und meine Hauptsorge war in dieser Zeit, wo sich die nächste Toilette befand.

Im Jahr 2007 wurde unser Haus rollstuhlgerecht umgebaut. Wir ließen für den Rollstuhl einen Plattformlift anbringen, damit ich die Treppe in den ersten Stock bewältigen konnte. Die Badewanne wurde entfernt und stattdessen eine schwellenlose Dusche eingebaut, dazu kam ein rollstuhlgerechtes WC. Dank einem sogenannten Swiss-Trac, einem Rollstuhl-Zuggerät, konnte ich noch einige Jahre selbstständig unterwegs sein, zum Beispiel zur Arbeitsstelle in Aarau oder zur Weiterbildung in Chur. Später war dies auch nicht mehr möglich, da ich meine Hände kaum mehr spürte und auch wenig Kraft in den Händen hatte.

Zu den letzten Logotherapie-Seminaren in Chur begleitete mich deshalb mein Mann – und es gefiel ihm! Er profitierte vom logotherapeutischen Gedankengut persönlich und auch für seine Arbeit in der Kirche. So hatte die Verschlechterung meiner Gesundheit immerhin auch etwas Gutes – logotherapeutisch wird dies als «Lerngeschenk» bezeichnet.

Überhaupt war ich jetzt immer mehr abhängig von Daniel. Er musste mir zunehmend im Alltag helfen, beim Essen und Trinken, beim Zähneputzen und Ankleiden, beim Kämmen der Haare, beim Naseputzen, beim Brille-Aufsetzen und vielen anderen Handreichungen. Eigentlich musste er mir fast bei allem helfen, und nachts musste er mich mit der Zeit auch noch umlagern.

Wie ich schon erzählt habe, übernehmen IV-Assistentinnen diese Aufgaben, wenn Daniel arbeitet oder nicht da ist; wir haben mehrere Frauen in Teilzeit dafür angestellt. Diese Abhängigkeit macht mir große Mühe; ich fühle mich zuweilen als große Last für Daniel. Er betont stets, dass nicht ich die Last sei, sondern die Krankheit, und dass er ja beim Eheversprechen zu mir ganz Ja gesagt habe, auch zu den «bösen Tagen». Er sieht das Ganze meistens als gemeinsame Aufgabe, die es zu meistern gilt. Das heißt aber nicht, dass er leicht mit der Situation umgehen kann. Natürlich belasten die Folgen der Krankheit uns beide, manchmal über die Belastungsgrenze hinaus.

Wir beide sehen trotzdem nicht nur Negatives an unserer Lage. Natürlich wäre es uns lieber gewesen, wenn ich keine solche «Sch…-Krankheit» bekommen hätte. Wir denken aber, dass sich unsere Beziehung durch den Umgang mit der Krankheit und die Bewältigung vieler schwieriger Situationen letztlich vertieft hat. Wir mussten lernen, über tabuisierte Themen zu sprechen wie zum Beispiel über die Frage nach dem «Wie sterben» oder über einen neuen Umgang mit unserer Sexualität. Auch mit unseren Söhnen und Schwiegertöchtern haben wir manches besprochen, das wohl sonst erst Jahrzehnte später zur Sprache gekommen wäre. Natürlich habe ich eine Patientenverfügung und auch einen Vorsorgeauftrag (in Deutschland: Vorsorgevollmacht) gemacht und auch darüber mit der Familie gesprochen. Nicht, dass mir das Sprechen über all dies leichtfällt, aber es blieb – und bleibt – mir keine Wahl. Es freut uns jedoch sehr, dass unsere Söhne und Schwiegertöchter stark Anteil nehmen, nachfragen, uns manchmal auch praktisch helfen und für uns beten.

Für mich und meinen Mann sind der Glaube an Gott und das gemeinsame Gebet eine wichtige Hilfe, um nicht in unseren Sorgen zu versinken. Für uns wurde es ein guter Brauch, dass wir jeden Abend den Tag mit dem Vaterunser beschließen. Wenn wir gemeinsam beten «Vergib uns unsere Schuld, wie auch wir vergeben unsern Schuldnern», kann es vorkommen, dass einer den andern noch für etwas, das vorgefallen ist, um Vergebung bitten muss. Denn es kommt nicht selten auch zu Streit zwischen uns, zumal wir natürlich oft mit unserer Situation überfordert sind.

Unsere Gottesbeziehung erfahren wir einerseits als konkrete Hilfe und Orientierung an schwierigen Tagen, andererseits ringen wir auch einzeln und gemeinsam mit Gott. Wenn der eine zweifelt, kann der andere manchmal wieder zum Glauben ermutigen, trotz allem. Wir sprechen oft über Bibeltexte, die wir gelesen haben. Die Bibel ist für uns beide ein ganz wichtiges Buch, eine Inspiration auch für unser Gespräch.

Ich denke, dass der Umgang mit der Krankheit unsere Beziehung tatsächlich vertieft hat und wir dadurch gemeinsam ein Stück reifer wurden. Es scheint uns, dass auch unsere Söhne nicht nur Nachteile durch unsere Situation hatten, sondern etwa fürs soziale Zusammenleben manche Kompetenzen erworben haben. Dennoch bedauern wir natürlich, dass sie so viel Rücksicht auf meine Lebensumstände nehmen mussten.

Dass wir die Situation bis jetzt gemeinsam durchgestanden haben, ist nicht einfach unser Verdienst, wir sehen es auch als Geschenk, christlich gesprochen als «Gnade» an.

Und so gehen wir auch weiter – Tag für Tag.

September 2022

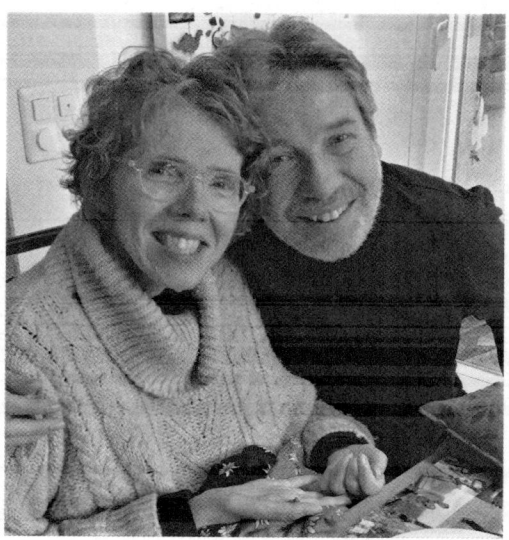

Institutionen, Ärzte und Medikamente – eine zwiespältige Sicht auf das Schweizer Gesundheitswesen (mit Daniel Hintermann)

Die folgenden Gedanken und Beobachtungen haben mein Mann und ich als gemeinsam Betroffene auch gemeinsam verfasst.

Das Schweizer Gesundheitswesen hat einen guten Ruf. Es gilt zwar als teuer, aber dafür auch als unbezahlbar gut. Bis ich an MS erkrankte und entsprechend viel Erfahrung mit Ärzten, Spitälern, Medikamentenpreisen etc. sammelte, hätte ich dies auch so gesagt. Inzwischen wurde meine Sicht auf das Gesundheitssystem unseres Landes zumindest differenzierter.

Wie schon andernorts erwähnt, bin ich sehr dankbar für kompetente ärztliche Beratung und Hilfe, die ich im Laufe meiner über zwanzig Jahre dauernden Krankheitsgeschichte erleben durfte. Besonders dankbar bin ich meinen beiden Hausärzten. Dr. med. Simon Heiniger, Olten, hat mich bei den ersten Symptomen schnell zur fachlichen Abklärung weiterverwiesen. Er hat mir dann die schreckliche Diagnose Multiple Sklerose einfühlsam «übersetzt» und uns als Ehepaar bei den ersten Schritten mit der Krankheit hilfreich begleitet. Dr. med. Severin Lüscher, Schöftland, ist schon fast zwanzig Jahre an unserer Seite, er betreut uns kompetent, kommt – wenn nötig – zu mir nach Hause und vermittelt mich an Fachärzte. Uns verbindet inzwischen auch eine freundschaftliche Beziehung, sodass es mir leichtfällt, mich ihm mit meinen Nöten anzuvertrauen.

Ich habe in all den Jahren auch viele kompetente Fachärztinnen und Fachärzte, Physio- und Ergotherapeutinnen und -therapeuten, Pflegefachfrauen und -männer, Spitex-Angestellte, Pharmaassistentinnen und anderes Pflegepersonal kennengelernt. Für ihren Dienst und ihr Engagement bin ich von Herzen dankbar; natürlich auch für unsere IV-Assistentinnen, die einfach für mich da sind und auf meine Bedürfnisse eingehen. Ohne sie könnte ich gar nicht mehr daheim wohnen.

Was mir jedoch Kopf- und Herzweh bereitet, sind die negativen Erfahrungen, die wir in den vergangenen zwei Jahrzehnten leider auch machen mussten und die uns zu denken geben. Ich meine damit nicht schlechte Laune oder Notfallsituationen, in denen Menschen gestresst sind, keine Zeit haben und deshalb manchmal weniger einfühlsam reagieren. Ich spreche von der grundsätzlichen Haltung von Ärzten und Pflegenden, vom Gesundheitssystem, das kranke Menschen noch kränker machen kann, von Entmündigung und von Bevormundung, wie ich sie leider nicht selten erlebt habe und wie sie tagtäglich in manchen unserer Heime geschehen.

Wie nüchtern und ohne Einfühlsamkeit mir vor über zwanzig Jahren die Diagnose Multiple Sklerose an einer Universitätsklinik eröffnet wurde und was das mit mir gemacht hat, habe ich schon in einem früheren Kapitel erzählt. Ich möchte nun mit ein paar Beispielen erläutern, was mir ebenfalls Mühe macht und wo ich nicht nur zwischenmenschlich enttäuscht wurde, sondern überzeugt bin, dass sachliche Kompetenz ohne zwischenmenschliche Empathie den Auftrag des Gesundheitspersonals nur ungenügend erfüllt.

Warum kann kaum ein Arzt mit wenigen Worten ausdrücken, dass er sieht, wie schwer und kaum auszuhalten eine Krankheitssituation ist? Da fiele ihm doch kein Zacken aus der Krone, wenn er sich auch als Mitmensch zeigen würde. Warum geschieht dies so wenig? Ich kann die Beispiele für mitfühlende zwischenmenschliche Äußerungen beim Kontakt mit der Ärzteschaft an den Fingern einer Hand abzählen. Wird die Empathie tatsächlich dem Ermessen des einzelnen Arztes, der einzelnen

Ärztin überlassen? Meines Erachtens ist all dies nicht nur rätsel-haft, sondern auch skandalös!

Besonders enttäuscht wurde ich bei Krankenhausaufenthalten und im Pflegeheim. Ich nenne hier keine Namen, es geht um mehrere Krankenhäuser und Pflegeheime in den Kantonen Aar-gau und Luzern.

Vor einigen Jahren lag ich wegen einer (durch einen Behand-lungsfehler verursachten) Blutvergiftung im Krankenhaus. Es ging mir sehr schlecht, doch ich wurde vom Pflegepersonal herz-lich umsorgt. Als es mir besser ging, merkte ich aber, dass sie offenbar ohne Rücksprache mit meinem Mann oder mir die Me-dikamentendosis geändert hatten und dass von «meinen» Medi-kamenten, die ich schon jahrelang nehme und dringend benöti-ge, manchmal nicht alle in den dafür vorgesehenen Becherchen lagen. Auf meine Nachfrage wurde dies dann jeweils korrigiert, aber erstaunlicherweise weder entschuldigt noch begründet.

Dies geschah im betreffenden Krankenhaus mehrmals in einer Woche. Trotz Vier-Augen-Prinzip waren die Mitarbeitenden an mehreren Tagen nicht fähig, mir die richtigen Medikamente zu bringen ... Das geht doch nicht!

Auf Nachfrage erfuhren wir dann, dass meine Medikamente bei jedem Krankenhaus- oder Heimaufenthalt grundsätzlich neu angeschaut und angepasst werden sollten. Gegen eine Neuver-ordnung ohne Rücksprache mit uns mussten wir uns aktiv weh-ren. Das ist ja nicht sinnvoll! Inzwischen bringen wir die Medi-kamente selber hergerichtet mit – so sollte es eigentlich klappen, könnte man meinen. Doch trotz dieser Vorsichtsmaßnahme schaffen es Angestellte im Pflegeheim leider weiterhin nicht, mir die von uns vorbereiteten Medikamente zu geben!

In den drei Pflegeheimen, in denen ich bisher sogenannte Feri-enaufenthalte von fünf bis zwölf Tagen absolviert habe, habe ich starke Bevormundung, ja Entmündigung erlebt. Ich wurde nicht ins Bett gelegt, wenn ich mich zwischendurch einmal ausruhen wollte, sondern nur dann, wenn das Pflegepersonal gerade Zeit dafür fand; abends konnte ich auch nicht bestimmen, wann ich ins Bett wollte.

Nicht einmal auf die Toilette konnte ich, wenn ich wollte, da es im Krankenhaus und im Pflegeheim dafür zwei bis drei Personen brauchte (daheim machen es die IV-Assistentinnen und mein Mann jeweils alleine mit Hilfe des «Patientenhebers», eines speziellen Geräts). In einem der drei Pflegeheime musste ich zweimal um 19 Uhr ins Bett und durfte erst wieder um 9 Uhr am nächsten Tag aufstehen. Vierzehn Stunden ist eine lange Zeit, wenn man schlecht schläft und ständig schmerzhafte Krämpfe hat! Begründet wurde diese harte Maßnahme mit dem Arbeitsablauf im Heim.

In einem anderen Heim waren Pflegende überzeugt, dass es für mich «entspannter» wäre, wenn ich mein großes Geschäft im Bett liegend verrichten könnte – besser auf jeden Fall für sie, als wenn sie zwei Leute für die Transfers auf die Toilette bräuchten. Als wir uns wehrten, erfuhren wir, dass diese Behandlung Standard bei ihnen sei und sich das Heim die WC-Assistenz durch zwei Leute nicht leisten könne. Das ist doch die Höhe!

Nachts brauche ich Hilfe, weil ich meine Lage ja nicht selber verändern kann. Da kommt es vor, dass ich innerhalb einer Viertelstunde nochmals die Nachtwache rufen muss, weil ich Muskelkrämpfe, also Spasmen, habe. Wenn eine Nachtschwester dann ärgerlich wird und mir sagt, ich solle nicht rufen, wenn es mir langweilig ist, dann ist das eine Ohrfeige, die nachhaltig brennt. Ich bin doch nicht aus Langeweile krank und in einem Pflegeheim!

Der Aufenthalt in einem Pflegeheim sollte eigentlich der Entlastung meines Mannes dienen, zwei bis drei Wochen im Jahr sollte er so Ferien machen können. Da ich leider meist bei meiner Rückkehr aus dem Pflegeheim «kränker» bin als zuvor, haben wir mittlerweile eine «Lösung daheim» mit unseren IV-Assistentinnen gefunden. Wir sind auch etwas institutionsmüde.

Ein positives Beispiel zum Schluss: Im September 2022 war ich wegen drohendem Darmverschluss im Spital Zofingen im

Kanton Aargau, es ging mir nicht gut; wieder war der Wunsch zu sterben mächtig. Aufgefangen wurde ich durch meine Angehörigen und Freunde und durch sehr freundliches und kompetentes Pflegepersonal, das in Ruhe machte, was zu machen war, und dabei sehr verständnisvoll und zugewandt blieb. Im ganzen Team dieser Pflegestation war ein guter Geist spürbar, sie hatten es gut miteinander und gingen so humorvoll miteinander um, dass auch wir Kranken davon profitierten. Auch die Ärzte auf dieser Station gaben sich Mühe und hatten die Geduld, die es brauchte, damit ich mir das Heimgehen wieder zutrauen konnte. Das waren acht Tage im Krankenhaus, die mich etwas versöhnt haben mit anderen Erfahrungen, wie ich sie oben beschrieben habe.

TEIL 7

Wege, Wünsche, Widerstand

Vom Ringen mit Gott und vom Wunsch, nicht mehr zu erwachen

In meiner langen Geschichte mit der MS begleiten mich seit Jahren der Wunsch und die Vorstellung, nach dem Schlaf einfach nicht mehr zu erwachen. Ich habe sogar häufig darum gebetet, aber Gott hat mir diesen Wunsch bisher nicht erfüllt. In meiner Verzweiflung habe ich mich auch einmal an EXIT gewandt. EXIT ist eine Schweizer Sterbehilfeorganisation, die es Menschen möglich macht, mittels einer todbringenden Substanz selbstbestimmt in den Tod zu gehen.

Ich hatte mich dort angemeldet, sozusagen als «Notnagel», damit ich einer schwierigen Lage entkommen könnte, wenn ich es nicht mehr aushalte – vor allem dann, wenn mein Mann vor mir sterben würde und ich für den Rest meines Lebens ins Pflegeheim käme. Ich sah aus leidvoller Erfahrung deutlich vor mir, wie qualvoll und schwierig das für mich werden würde.

Ich hatte mich, schon bevor ich mich an EXIT gewandt hatte, einige Jahre lang sehr intensiv mit dieser existenziellen Frage auseinandergesetzt und in meiner Not auch das Gespräch darüber mit Freunden gesucht. Es bewegte mich damals, ob Gott ein Gott ist, der für den Wunsch, auf diesem Weg zu sterben, Verständnis hat, oder ob er von mir erwarten würde, dass ich den bitteren Weg bis zum Ende ertrage.

Ich habe über dieser Frage oft gebetet und verzweifelt mit Gott gerungen. In dieser Zeit wurde mir unerwartet von einer Referentin in der Logotherapie-Ausbildung in Chur der Theologe und Logotherapeut Professor Dr. Uwe Böschemeyer in Salzburg empfohlen. Ich habe sofort Kontakt zu ihm aufgenommen und konnte bald – es war während der Corona-Zeit – etwa alle zwei Wochen ein Zoom-Gespräch mit ihm in Anspruch nehmen.

Herr Böschemeyer führte mit mir sogenannte Wertimaginationen (vereinfacht gesagt: Begegnungen mit inneren Bildern und Symbolen) durch, was mir sehr guttat. Er zeigte mir auf, dass in mir viel mehr steckt als ein ängstliches Kind, das orientierungslos und hoffnungslos ist. Vielmehr ist in mir eine starke Frau, und diese innerlich starke Persönlichkeit galt und gilt es zu kräftigen. Das war sehr motivierend.

Herr Böschemeyer machte mich bei einem unserer Gespräche auf den deutschen Theologen Helmut Thielicke (1908–1986) aufmerksam, den ich bisher nicht gekannt hatte (was Herr Böschemeyer als «gravierende Bildungslücke» bezeichnete).

Mein Stolz war angesprochen; ich besorgte mir umgehend ein Buch des offenbar so bekannten Theologen. Tatsächlich las ich mit viel Gewinn das Buch «Die Gleichnisse Jesu – das Bilderbuch Gottes». Bei der Auslegung zum «Gleichnis von den Kosten für den Turmbau» (Lukas 14,25–33) machte Thielicke für mich eindrücklich deutlich, dass Gott mein einziger «Notnagel» sein will und ich keinen anderen brauche. Da habe ich mein Leben wieder neu in die Hände des barmherzigen und guten Gottes gelegt.

Aber ich möchte ehrlich sein: Aufgrund der Angst vor einer fortschreitenden Verschlechterung meines Zustands (mit allen Folgen) bewege ich das Thema Sterbehilfe natürlich doch immer wieder. – Im Laufe der Entstehung dieses Buches haben meine Beschwerden deutlich zugenommen und führen mich oft an eine schier unerträgliche Grenze.

Es gibt nach wie vor auch keine einfache Antwort auf die Frage, was wäre, wenn mein Mann vor mir sterben würde. Die Lösung «Dann geh doch einfach in ein gutes Pflegeheim!» hat sich für mich bisher, wie beschrieben, als untauglich erwiesen: Ich brauche in meiner Hilflosigkeit so viel Pflege, dass ich «zu krank» fürs Pflegeheim bin.

Wenn ich dann darüber nachdenke, begleitete Sterbehilfe in Anspruch zu nehmen, frage ich mich, ob Leiden in bestimmten

Situationen nicht abgekürzt werden darf. Ich frage mich auch, ob Gott mich verurteilt, sollte ich am Ende, nach reiflicher Überlegung und Gesprächen im Familienkreis, eine Entscheidung für begleitete Sterbehilfe fällen wollen. Ich hoffe, dass ich, wenn ich an diesen Abschnitt meines Lebensweges komme, dann deutlich erkenne, welcher Weg für mich persönlich der richtige ist.

Neben der Angst vor einer weiteren Verschlechterung meines Zustands hat während der Arbeit an diesem Buch auch mein Wunsch zugenommen, möglichst bald ganz bei Gott zu sein.

Es ist und bleibt für mich jedoch ein Ringen, ein Sowohl-als-Auch, ein Hin-und-Her. Sicher wäre es mein größter Wunsch, dass Gott mich auch ohne EXIT zu ihm kommen lässt. Gleichzeitig möchte ich natürlich gerne meine Enkelkinder aufwachsen sehen und mich an meiner Familie erfreuen.

Ich fühle mich mit meinem Todeswunsch und diesem Hin und Her in dieser Hinsicht mit dem Apostel Paulus verbunden, der oft im Gefängnis ausharren musste und nicht wusste, ob er hingerichtet werden würde oder nicht. Im ersten Kapitel seines Briefes an die Gemeinde in Philippi (Verse 20–26; Zürcher Bibel) schreibt er:

Ich warte sehnsüchtig auf das, was kommen wird, und bin guter Hoffnung, dass ich in keiner Hinsicht bloßgestellt werde, dass vielmehr Christus in aller Freiheit, wie bisher so auch jetzt, durch meinen Leib verherrlicht wird, sei es durch mein Weiterleben, sei es durch meinen Tod. Denn für mich gilt: Leben heißt Christus, und Sterben ist für mich Gewinn. Wenn ich aber am Leben bleiben sollte, dann bedeutet das, dass meine Arbeit Frucht bringen wird, und so weiß ich denn nicht, was ich wählen soll. Nach zwei Seiten werde ich gezogen: Eigentlich hätte ich Lust, aufzubrechen und bei Christus zu sein; das wäre ja auch weit besser. Am Leben zu bleiben, ist aber nötiger – um euretwillen. Ich vertraue darauf und weiß, dass ich weiterleben und euch allen erhalten bleiben werde, euch zur Förderung und zur Freude im Glauben. So wird euer Ruhm, den ihr in Christus Jesus habt, durch mich noch größer werden, wenn ich wieder bei euch bin.

Vor einiger Zeit wurde mir bei meiner persönlichen Bibellektüre auf einmal wieder deutlich: Ungeduld ist nicht gut für mich. Umso mehr hat mich ein Traum vom Himmel erfreut, den ich vor Kurzem hatte, als ich darüber nachdachte, wie ich eine notwendige Reise nach Luzern überhaupt schaffen soll. Hier meine Tagebuchnotiz, die ich mit Daniels Hilfe verfasst habe:

Ich schwebte … Ich hatte einen Rock an und war barfuß. Ich bin so im Himmel herumgeflogen und immer höher geflogen … Dann habe ich gedacht: So leicht ist es wohl, wenn man gestorben ist … Ganz hoch in den Himmel durfte ich noch nicht. Dann wurde ich sanft wieder zurückgebracht. Ich wollte, dass es so lange wie möglich andauert!

Danach bin ich im Bett erwacht und hatte eine so tiefe Überzeugung, dass es jetzt gutgehen würde, sowohl mit meiner Reise und dem Aufenthalt in Luzern als auch mit den drei bis vier Ferientagen, die Daniel nicht zu Hause, sondern in Scuol sein würde.

Als ich erwachte, erzählte ich Daniel sofort von diesem Traum. Er sagte mir, dass ich sehr glücklich wirke und mein schönes Lächeln im Gesicht trage. Ich möchte nun gerne von diesem Himmelstraum zehren.

Ich halte mich deshalb mit meiner Sehnsucht nach dem Himmel, so gut es geht, an das Motto des bereits zu Beginn dieses Buchs zitierten württembergischen Theologen Christoph Friedrich Blumhardt, der sagte: «Warten ist eine große Tat.»

«Dankbarkeit ist der beste Freund des Selbstwertgefühls» (Prof. Dr. Boglarka Hadinger)

Zum Einstieg eine alte Fabel:

> Es war einmal ein Adler, der hörte viel Positives von der Nachtigall und hätte gerne Gewissheit gehabt, ob alles auf Wahrheit beruhe. Darum schickte er den Pfau und die Lerche aus, sie sollten das Federkleid der Nachtigall und ihren Gesang belauschen. Als sie wiederkamen, sprach der Pfau: «Der Anblick ihres erbärmlichen Kittels hat mich so verdrossen, dass ich ihren Gesang nicht gehört habe.» Die Lerche sprach: «Ihr Gesang hat mich so entzückt, dass ich ganz vergaß, auf ihr Federkleid zu achten.»

Bei meinen psychotherapeutischen Beratungen war das Selbstwertgefühl oft ein Thema; besonders Frauen fühlen sich oft minderwertig.

Auch ich selber hatte schon als Kind und Jugendliche Mühe damit, mich so zu akzeptieren, wie ich bin. Andere schienen mir «cooler», intelligenter, attraktiver, normaler zu sein als ich. Obwohl meine Eltern mich liebten und mir viel Wertschätzung und Annahme entgegenbrachten, entwickelte ich ein schwaches Selbstwertgefühl. Im Laufe meiner erfolgreichen Schulkarriere mit Abschluss des Studiums wurde ich zwar schon immer selbstbewusster, entdeckte auch meine Gaben und Fähigkeiten und bekam von vielen Menschen in meinem Umfeld positive Feedbacks zu meiner Person. Entscheidend für meine Selbstannahme war aber bestimmt mein in den Jugendjahren neu entdecktes Gottvertrauen und die Erkenntnis, dass Gott mich liebt und ich für Gott völlig okay bin – so, wie ich bin. Natürlich haben auch die Freundschaft und Liebesbeziehung zu Daniel, unsere Hochzeit und die Familiengründung meinem Selbstbewusstsein gutgetan.

Dass ich dann Ratsuchenden bei der Stärkung ihres Selbstwertgefühls habe helfen können, war für mich selber wichtig und tat auch mir wieder gut.

Nun aber habe ich seit einigen Jahren erneut zu kämpfen. Die Folgen der Krankheit, besonders meine Abhängigkeit von Daniel und vielen weiteren Personen, die mir beistehen, nagen sehr an der Gewissheit, noch immer wertvoll zu sein. Wie schon vorher von mir geschildert: Ich kann ja nichts mehr leisten, kann nicht mehr als Therapeutin arbeiten, kann den Haushalt nicht mehr machen, nicht mehr kochen, waschen, bügeln. Ich kann mich auch nicht mehr künstlerisch ausdrücken, kein Bild malen oder töpfern, kann nicht mehr tanzen oder selbstständig eine Reise machen. Bei all dem bin ich inzwischen abhängig von andern und empfinde mich deshalb häufig nur noch als Last.

Auch mein Gottvertrauen wurde in den letzten Jahren auf eine harte Probe gestellt. Ich fühle mich manchmal wie Jakob in seinem intensiven körperlichen Ringen mit Gott – aus dem er übrigens versehrt hervorging. Gott scheint mir dann nicht mehr so nahe wie früher, ich denke manchmal sogar, er habe mich vergessen. All das ist nicht förderlich für meine Selbstannahme.

Natürlich *weiß* ich, dass mein Wert und meine Menschenwürde nicht von meinem Gesundheitszustand abhängen, aber diese Abstraktion von meinem eigenen Erleben fällt mir sehr schwer. Ich neige dazu, mich in meiner «inneren Kommunikation», wie das ein psychotherapeutischer Fachbegriff so treffend beschreibt, selbst noch mehr zu entwerten. Ich kann schlecht zwischen mir und meiner Krankheit unterscheiden. Das ist nicht gut. Zum Glück können das Menschen, die mir nahestehen, wie meine Familie, Freunde und auch meine IV-Assistentinnen: Sie alle sprechen mir zu, dass ich für sie immer noch wertvoll bin. Meine Krankheit hat daran für sie nichts geändert.

Gleichzeitig halte ich daran fest: Ich bin der von mir geschilderten «Gehirnwäsche» und Abwärtsspirale nicht hilflos ausgesetzt. Ich kann immer wieder «Stopp» sagen und versuchen, die Gedanken in andere Bahnen zu lenken. Dabei war mir ein Vortrag der Logotherapeutin Professor Dr. Boglarka Hadinger mit dem Titel «Dankbarkeit ist der beste Freund des Selbstwertgefühls», den ich bei meiner Ausbildung in Chur hörte, eine wichtige Hilfe. Wenn ich mit Dankbarkeit auf mein Leben schaue, auf all das Positive, das mir in meinem Leben geschenkt wurde und geschenkt wird, dann verändert dies alles: Ich *kann* dann nicht mehr so negativ über mein Leben und mich selbst denken. Dankbarkeit öffnet mir die Augen für den Reichtum, den ich habe, für die Person, die ich geworden bin.

Meinen Ratsuchenden gab ich gerne die Hausaufgabe mit, aufzuschreiben, was sie gut können und gerne machen, und möglichst jeden Abend zurückzublicken und ein paar Dinge zu notieren, für die sie an diesem Tag dankbar sind. Ich selber habe das lange gemacht und ein Dankbarkeits- oder Freudentagebuch geführt, mit dem Ziel, dass Dankbarkeit zu einer Haltung in meinem eigenen Leben wird, die so fest verankert ist, dass ich nicht in Negativität und Bitterkeit ertrinke und mein schwankendes Selbstwertgefühl mich nicht nach unten zieht.

Dabei hilft mir auch die am Anfang des Kapitels zitierte Fabel von den ungleichen Boten, in der Pfau und Lerche über die berühmte Nachtigall Bericht erstatten sollen. Während der eitle Pfau nichts als den «erbärmlichen» Anblick des wunderbaren Singvogels gesehen hat und daran Anstoß genommen hat, war die kleine Lerche so hingerissen und «entzückt» vom Gesang und Wesen der Nachtigall, dass sie deren schlichten Anblick gar nicht wahrnahm!

Wenn man erst einmal mit Danken begonnen hat, kommt man fast nicht mehr heraus. Ich kann für so vieles danken, zum Beispiel für meine Holzkommode, auf der viele Dinge, die mir wichtig sind, stehen, und dann danken für jene Menschen, die diese Kommode geschreinert haben. Dann kann ich danken für das Holz, das für diese Kommode verwendet wurde, für die Bäume, die dafür gefällt wurden, die Menschen, die die Bäume gesetzt haben, und so weiter.

Gerne und ganz bewusst wiederhole ich noch einmal, was ich in einem früheren Kapitel aufgelistet habe (und ich empfehle auch Ihnen, sich beim Danken zu wiederholen): Heute bin ich vor allem dankbar für meinen lieben Mann, der mir so viel Liebe schenkt und viel von seiner wertvollen Zeit. Ebenso bin ich dankbar für meine großartigen Söhne und Schwiegertöchter und meine Enkel. Ich bin auch dankbar für all meine IV-Assistentinnen, für meinen Hausarzt, der mich mit sehr viel medizinischem Wissen und menschlichem Einfühlungsvermögen begleitet, aber auch allen Mitmenschen, die mir im Leben mit Wertschätzung begegnen. Je mehr ich danke, umso heller wird es in mir, weil mir bewusst wird, was ich alles habe.

Im normalen Leben wird es einem gar nicht bewusst, dass der Mensch an sich mehr empfängt, als er gibt, und dass Dankbarkeit das Leben erst reich macht. Man überschätzt das eigene Wirken und Tun in seiner Wichtigkeit gegenüber dem, was man nur durch andere geworden ist.

Dietrich Bonhoeffer, «Widerstand und Ergebung»

Resilienz:
Geschenk und Entscheidung
(mit Daniel Hintermann)

Ich glaube, dass Gott uns in jeder Notlage so viel Widerstandskraft geben will, wie wir brauchen. Aber er gibt sie nicht im Voraus, damit wir uns nicht auf uns selbst, sondern auf ihn verlassen.

Dietrich Bonhoeffer, «Widerstand und Ergebung»

Oft werden mein Mann und ich gefragt, wie wir unser Leben mit der MS, das uns überdurchschnittlich herausfordert, eigentlich immer wieder schaffen. Wie kommt es, dass wir uns nicht niederdrücken lassen, dass wir «resilient» bleiben und stets auch etwas Gutes aus der schwierigen Situation der Pflegebedürftigkeit machen? In diesem Kapitel kommen wir beide zu Wort.

Seraina

Dass wir immer wieder neue Lösungen finden und auch schöne Momente erleben, ist einerseits ein Geschenk, andererseits ist es aber auch das Ergebnis unserer Einstellung, die wir uns jeden Tag, manchmal sogar jede Stunde, neu erarbeiten müssen.

Resilienz fördernde Faktoren können zunächst eigene Ressourcen sein, die wir vielleicht sogar durch die Erziehung mitbekommen haben. Ich habe von meinen Eltern zum Beispiel eine positive Lebenseinstellung mitbekommen.

Viele Aspekte der Logotherapie können für die Resilienz hilfreich sein. Ich habe ja bereits die drei Werte aus der Logotherapie erwähnt, die auch mein Leben stabilisiert haben: die schöpferischen Werte, die Erlebniswerte und die Einstellungswerte.

Viktor Frankl, der Begründer der Logotherapie, ist da natürlich ein besonderes Beispiel. Er sagte in einem Interview sinngemäß: «Die Umstände kann ich selber nicht verändern, aber meine Einstellung zum Leben schon.» Im Konzentrationslager blieb Frankl trotz der brutalen Schikanen und der massiven Menschenverachtung psychisch gesund und verbitterte nicht. (Übrigens lehnte er sogar die Kollektivschuld der Deutschen bezüglich des Dritten Reiches ab.)

Rückblickend kann ich sagen, dass ich durch viele Aspekte in meinem Leben diese Resilienz eingeübt habe und noch immer, wie gesagt, täglich, wenn nicht stündlich, einübe. Etliches davon habe ich bereits hier und da erwähnt.

Einen besonderen Resilienz-Faktor für mein Leben möchte ich noch erwähnen: den Humor, das Lachen über sich selbst und die Fähigkeit, sich aus einem gewissen Abstand selber betrachten zu können. Bis vor Kurzem wirkte ich allerdings manchmal viel fröhlicher, als ich es wirklich war.

Dadurch, dass ich noch wesentlich verständlicher als heute sprechen und meine Gedanken formulieren konnte, wurde ich gerne von anderen überschätzt, und man merkte es mir vielleicht gar nicht so an, wie krank ich wirklich war und mit wie vielen Widerständen ich zu kämpfen hatte.

Ich lache noch immer gerne! Und ich bin überzeugt, dass ich mit Lachen und Fröhlichsein der schwierigen Situation besser begegnen kann. (Manchmal muss ich aber aufpassen, dass sich mein Humor nicht in Sarkasmus verwandelt! Dann werde ich einfach nur zynisch, und das ist weder für mich noch für andere um mich herum gut!)

Resilient(er) werde ich auch, wenn ich regelmäßig bete, wenn ich Tagebuch schreibe, wenn ich um Vergebung bitte und vergebe, wenn ich (mit Hilfe meines Vorleseprogramms) Bibeltexte – zum Beispiel die Psalmen – vorgelesen bekomme, wenn ich bewusst, wiederholt und konkret Gott für vieles danke, wenn ich also durch all dies in eine übergeordnete Perspektive wechsle und wenn ich, wie Viktor Frankl, bewusst den Sinn meiner Situation erarbeite.

An dieser Stelle möchte ich auf das oben angeführte Zitat des bekannten Theologen Dietrich Bonhoeffer (1906–1945) zurückkommen, der im Dritten Reich in Deutschland im Widerstand wirkte und dafür mit Gefängnis und Hinrichtung einen hohen Preis zahlte. Er sagte: «Ich glaube, dass Gott uns in jeder Notlage so viel Widerstandskraft geben will, wie wir brauchen. Aber er gibt sie nicht im Voraus, damit wir uns nicht auf uns selbst, sondern auf ihn verlassen.»

Hätte ich vor gut dreißig Jahren gewusst, was auf mich zukommen würde, dann hätte ich Daniel wohl nicht geheiratet … Hätte ich gewusst, dass ich heute hier im Rollstuhl sitzen würde, gefüttert werden müsste und mit einem Trinkhalm Wasser trinken würde (da ich das Glas schon lange nicht mehr selbst halten kann), dann hätte ich wahrscheinlich versucht, irgendwie aus dem Leben auszusteigen.

Bonhoeffers Worte von der Kraft, die erst im nötigen Moment gegeben wird, erinnert mich aber auch an die bekannten «Chroniken von Narnia» von C. S. Lewis. Ich habe diese Bücher, in denen der Löwe Aslan auf eine sehr spannende Weise Jesus verkörpert, schon x-mal gelesen. Daniel und ich haben alle sieben Bände auch unseren Söhnen, als sie etwa zwölf Jahre alt waren, von uns übertragen in Mundart, vorgelesen.

Im dritten Band, «Der Ritt nach Narnia», fliehen der Waisenjunge Shasta und das reiche Mädchen Aravis mit zwei sprechenden Pferden vor Sklaverei und Zwangsheirat aus Kalormen in den Norden, ins freie Narnia. Es ist eine abenteuerliche, anstrengende und oft lebensgefährliche Reise für die vier; die Zeit drängt. Und bald lassen die Kräfte nach. Zu allem Unglück taucht in der Ferne eine Armee aus Kalormen auf. Die Pferde und die Kinder geben ihr Bestes, treiben sich selber an, können aber ihre Kräfte nicht steigern.

Da geschieht etwas völlig Unerwartetes: Sie hören hinter sich das Knurren und Brüllen eines Löwen, der immer näher kommt!

Und plötzlich entdecken die Pferde, dass sie schlagartig wesentlich schneller rennen können, als sie gedacht hätten. Als der Löwe Aravis angreift, zeigt Shasta größten Mut – er springt vom Pferd und verteidigt Aravis mit bloßen Händen.

Es stellt sich heraus, dass der Löwe in Wirklichkeit Aslan ist, der in diesem Moment größter Gefahr die Kinder und die sprechenden Pferde aufs Äußerste herausfordert, um sie zu retten und zu Rettern zu machen. Denn am Ende wird dank Shasta die feindliche Armee besiegt, und die elitäre Aravis und Shasta werden Freunde.

So habe ich auch in meinen Lebensumständen erfahren, dass Gott mich manchmal antreibt und vielleicht sogar verletzt, um mir zusätzliche Kraft zum «Rennen» zu geben. Ähnlich geht es möglicherweise auch den Menschen, die mich unterstützen und tragen – dass sie wie Shasta in der Geschichte die nötige Kraft bekommen, wenn sie meinen, dass es nicht mehr weiterzugehen scheint.

An den Schluss meiner Resilienz-Bilanz möchte ich gerne noch einen Bibelvers stellen, der meinem Mann und mir in ähnlicher Weise in besonders anstrengenden Lebensphasen geholfen hat, durchzuhalten:

Aber die auf den HERRN harren
kriegen neue Kraft,
dass sie auffahren mit Flügeln wie Adler,
dass sie laufen und nicht matt werden,
dass sie wandeln und nicht müde werden.

Jesaja 40,31, Lutherbibel 2017

Daniel

In meinem Beruf als reformierter Pfarrer habe ich viel mit betagten und kranken Menschen zu tun und anderen, die in einer sonstigen schwierigen oder herausfordernden Situation stehen. Förderung von Resilienz ist deshalb oft ein Thema in Gesprächen. Dabei verstehe ich Resilienz als «Widerstandskraft, die einem hilft, mit schwierigen Lebensumständen umzugehen». Psychologisch verstanden ist mein Zugang zu Menschen dabei lösungs- und ressourcenorientiert. Ich gehe also davon aus, dass Menschen den Schlüssel zur eigenen Widerstandsfähigkeit in sich tragen, dass sie ihn von Gott geschenkt bekommen und diese Widerstandfähigkeit also nur «anzapfen» müssen. Der Resilienz kann mit diesem Ansatz fast alles dienen; ich zähle im Folgenden ein paar Stichworte auf und erläutere sie kurz:

- **Vertrauensmenschen,** Freundinnen und Freunde, die ich kontaktieren kann, wenn es mir nicht gut geht. Sie halten mich (aus) und sind ein «Advocatus Dei», ganz auf meiner Seite, manchmal gerade deshalb auch strenge Lehrer.

- **Die Herkunftsfamilie** gehört wohl häufig dazu, aber nicht immer. Wie meine Frau Seraina oben schreibt, hat sie von ihren Eltern eine positive, optimistische Lebenseinstellung mitbekommen; bei mir ist Dankbarkeit zum Beispiel etwas, das in meiner Herkunftsfamilie wichtig war und ist. Die **eigene Familie** ist in der Regel Gabe und Aufgabe zugleich und insofern ein Spezialfall der Resilienz. Für uns sind die drei erwachsenen Söhne, die Schwiegertöchter, die Freundin unseres jüngsten Sohnes Samuel und natürlich unsere Enkel eine große Freude und insofern mehr Geschenk als Arbeit.

- Und natürlich stärkt **unsere Ehe,** unsere Liebesbeziehung, unsere Resilienz entscheidend. Sich geliebt und verstanden wissen, tiefe Freundschaft und Annahme gibt mir Boden und die Gewissheit, nicht allein zu sein.

- **Bücher,** die mir guttun: Das kann Ratgeberliteratur sein, aber es können auch Gedichte und Romane sein und insbesondere Biografien, in denen ich am Beispiel anderer lernen kann, wie sie Schwierigkeiten bewältigt haben. Nicht zuletzt ist für mich hier die **Bibel** zu nennen, die ja nicht ein einziges Buch ist, sondern sehr viel gute «Literatur» enthält, besonders die Psalmen sind nach meiner Erfahrung sehr hilfreich.

- Ein wichtiges Buch ist auch das **Tagebuch.** Es geht nicht darum, dass ich täglich Einträge mache, sondern dass ich besondere Erfahrungen und Erlebnisse festhalte, Begegnungen, die eindrücklich waren, zu Papier bringe. Außerdem begegnen mir in meinem Alltag **Sätze,** die mich ansprechen, **Bibelverse,** die mir Kraft geben, **Witze und lustige Begebenheiten,** die ich mir merken will, und natürlich auch **Musik, Filme, Kultur, interessante Internetseiten** und vieles mehr, das mir gefällt, das etwas in mir zum Schwingen bringt. Wenn ich es notiert habe (natürlich auch in elektronischen Notizen), dann kann ich darauf zurückgreifen, dann sind das auch Ressourcen, die ich «anzapfen» kann.

- **Natur,** in der ich aufatme, ist für mich unverzichtbar; ob ich in den Wald gehe oder lieber am See verweile, ob ich eine Bergwanderung mache oder mit meiner Frau zusammen im Garten Vögel oder Schmetterlinge beobachte: Die Tier- und Pflanzenwelt tut uns Menschen gut, gerade das achtsame Wahrnehmen meiner Mitwelt (ja, auch meiner Mitmenschen!) lenkt mich von meinen Sorgen etwas ab. Es ist aber mehr als Verdrängung, Erlebnisse in der Natur füllen nach meiner Erfahrung tatsächlich wieder ein Stück weit unsere Batterien. Mir tut es zum Beispiel gut, nach schwierigen Tagen ein paar Stunden im Wald zu verbringen, eine Zeit lang zu gehen und mich dann etwas abseits der Straße auf einen Baumstrunk zu setzen und einfach einmal ganz anwesend zu sein. Vielleicht schließe ich sogar die Augen, ich höre, rieche, nehme wahr. Meist habe ich dann auch mein Tagebuch und mein Notizenbuch dabei. Wenn ich selber ruhig bin, kann ich gesammelter meine schweren Gedanken durch Niederschreiben loswerden. Häufig komme ich durchs Aufschreiben auf neue, weiterführende Gedanken.

- **Sport** treiben tut dem ganzen Körper gut. Hier gilt es wohl vor allem, die Sportart zu finden, mit der ich mich fordere, aber nicht quäle, mit der ich nach der Ausübung des Sports ein gutes Gefühl habe. Manche joggen gerne allein, andere spielen lieber Volleyball im Verein oder stemmen Gewichte im Fitness-Center.

- **Gebet:** Beten ist Reden mit Gott, aber gleichzeitig auch Psychohygiene, ein Über-sich-hinaus-Denken. Nach meiner Erfahrung hilft Gebet vielen Menschen im Umgang mit ihren Sorgen und Nöten. Wie meine Frau in diesem Buch beschreibt, erlebt sie in ihrem Glauben auch manche Enttäuschungen, aber trotzdem auch ein Getragensein durch konkrete Christinnen und Christen, die Anteil nehmen, aber auch durch ein Geborgensein in der reichen christlichen Tradition. Auch mir hilft schon nur die Vorstellung, unsichtbar auf den Schultern von vielen Generationen von Christinnen und Christen zu stehen, die vor mir in ihren Nöten gebetet haben und bei Gott Hilfe fanden. Auch dies stärkt meine Widerstandskraft immer wieder.

Nachklang

Immer noch keine Expertin –
ein Schlusswort

In meinem Tagebuch von 2002 schrieb ich am 4. Juni, wenige Monate nach der Diagnose MS: «Ich möchte jemand sein, der etwas zu sagen hat!» In gewisser Weise ist dieser Wunsch in Erfüllung gegangen, wenn auch anders, als ich es mir vorgestellt hatte. Ich konnte bereits in zahlreichen Referaten und Artikeln über meine Situation und die Hilfe durch die Logotherapie berichten, und ich wurde, zusammen mit meinem Mann, zweimal im Fernsehen in der Sendung «Fenster zum Sonntag» porträtiert. Einmal durfte ich in einem Interview in einem Gottesdienst in Aarau von meiner Lebenssituation erzählen.

Vor einiger Zeit, bei einem Sonntags-Jugendtreff in Schöftland in unserer reformierten Kirchengemeinde, hörten die Jugendlichen unseren offenen und ehrlichen Ausführungen aus unserem täglichen Leben sehr aufmerksam zu und stellten uns gute Fragen.

Nicht zuletzt gibt mir auch dieses Buch die Möglichkeit, zum Ausdruck zu bringen, was ich in den vergangenen zwei Jahrzehnten gelernt habe.

Trotz aller Aufmerksamkeit, trotz aller Erkenntnisse, trotz aller Einstellungsmodulation, trotz Lerngeschenken, trotz aller Liebe, die ich empfange, habe ich dennoch oft das Gefühl, ich sei immer noch keine Expertin für den Umgang mit Leid und Sinnkrisen. Immer noch und immer wieder frage ich mich, was das alles soll, und fühle mich frustriert von meiner Lebenssituation und, ehrlich gesagt, auch von Gott. Wieso wurde und wird mir so vieles genommen, wieso heilt Gott mich nicht, obwohl er das könnte? Die MS betrifft ja Tag für Tag und Nacht für Nacht nicht nur mich, sondern mein ganzes Umfeld, meine Familie!

Es ist mir natürlich wichtig und ein Ansporn, wenn ich zu hören bekomme, dass andere Menschen mich zum Vorbild nehmen, um ihre eigenen schweren Schicksale besser zu ertragen.

Dennoch frage ich mich nach wie vor: Wie kann ich mit meinem Leben umgehen, sodass es auch für die anderen erträglicher wird? Ich wälze mich viel zu oft in meinem Selbstmitleid und gerate häufig in Gedanken, die weder sinnvoll noch nötig sind. Auf die meisten meiner Fragen habe ich keine direkten und umfassenden Antworten.

Was ich Ihnen also in diesem Buch über meine guten und sinnstiftenden Erfahrungen erzählt habe, muss ich persönlich immer wieder selber hören und in die Tat umsetzen.

Die Prüfung ist noch nicht vorbei, das Prüfungsblatt noch nicht abgegeben. Das Leben bleibt für mich ein täglicher Übungsprozess!

Nachwort von Co-Autorin Vera Schindler-Wunderlich

Seraina Hintermann und ich kannten uns eigentlich seit Jahren, waren im selben Freundeskreis. Ich wusste auch schon lange von der MS, sah, wie kreativ und geduldig sie und ihr Mann gegen die ständige Verschlechterung ihres Zustands ankämpften, wie innig und ernsthaft sie mit Gott rangen, auch wenn meinem Mann und mir die zahlreichen Mühen und Abgründe eher schonend, gefasst und diskret mitgeteilt wurden. Aber ich muss gestehen: Oft wusste ich einfach nicht, was ich sagen und wie ich helfen sollte.

Eines Tages erzählte Seraina uns von ihrem Wunsch, in einem Buch ihre vielfältigen Lern-Erfahrungen mit der MS auch anderen zugänglich zu machen. Eine IV-Assistentin hatte Seraina bereits tatkräftig dabei geholfen, etliche Kapitel zu verfassen und Fachreferate einzufügen, da ihre Hände ja schon länger den Dienst komplett verweigerten. Nun war aber jemand für die Überarbeitung gefragt.

Als langjährige Lektorin und Redakteurin fühlte ich mich sofort angesprochen. Und schon bald starteten wir mit der Arbeit im Pfarrhaus in Schöftland, bedachten und besprachen Satz um Satz, mal mit Wehmut, mal mit Begeisterung. Ich durfte Serainas Erfahrungen, Ideen und originellen Bemerkungen meine Hände leihen und tippte, während wir zur Stärkung reichlich «Kirschstängeli» verzehrten (eine Schweizer Spezialität aus Kirschwasser, einer Zuckerkruste, Schokolade und Kakaopulver).

Damit entstand also Schritt um Schritt ein Buch über ein besonderes Leben. Es war aber auch der Beginn einer vertieften Freundschaft, mit nachdenklichem Suchen nach wahrhaftigen, herausfordernden und auch spritzigen Formulierungen, mit Einblicken in Serainas Kindheit, Jugend und ihren Weg zu Gott, mit viel Lernstoff zu den Themen Pflege und Gesundheitssystem, mit manchen (vermutlich nicht nur für mich) sehr überraschenden Details aus ihrem außergewöhnlichen Alltag, mit Vergnügungen (nach dem Mittagessen schauten wir als Erstes ein witziges Filmchen auf YouTube an oder hörten einen mutmachenden Song) und gemeinsamer Freude am Gelungenen.

Ich begriff aber auch – wenigstens ansatzweise – das Ausmaß und die Abgründe der massiv heimtückischen, zerstörerischen Krankheit MS (in der primär progredienten Form), für Seraina selbst, aber auch für alle Beteiligten. Gleichzeitig sah ich die Stärken, aber auch bedrohliche Lücken und Defizite des Schweizer Gesundheitssystems.

Und nun? Dies ist kein einheitliches, schön überschaubares Buch, das sich mit eleganten Schritten einem Happy End nähert. Es ist schwankend und vielschichtig, denn es stammt aus verschiedenen Lebensphasen der Autorin.

Mal ist es kühn, kraftvoll und ideenreich, dann wieder klingt die Stimme der Autorin verzagt und verletzlich in ihrem endlos scheinenden Angewiesensein auf andere, im täglichen Ertragen von Körperpflege, Gerüchen und Übelkeit. Doch eine kräftige Prise Selbstironie verändert oftmals die Sicht; gleich darauf wird die Resignation wieder mutig angeschaut und in einen größeren Kontext des christlichen Glaubens und der sorgfältig aufgefächerten Dankbarkeit für viel Hilfreiches und Schönes gesetzt.

Eingefügte Fachartikel zeigen immer wieder die engagierte Arbeit von Seraina Hintermann als Ehe- und Familientherapeutin sowie als Logotherapeutin, aber auch ihre jahrelangen seelsorgerlich-theologischen Überlegungen zu Fragen von Konflikten und Leid.

Ich bin der Autorin sehr dankbar für alles Vertrauen, für alle Offenheit und alle Inspiration (nicht zuletzt für mich als Lyrikerin, wie im folgenden Kapitel sichtbar wird), die ich durch das gemeinsame Schreiben erfahren durfte.

Zwei Gedichte
über Seraina Hintermann-Famos
von Vera Schindler-Wunderlich[4]

---

[4] Beide Gedichte aus: «Langsamer Schallwandler», Wädenswil 2022. Abdruck mit freundlicher Genehmigung der edition pudelundpinscher.

«Mittlere Brücke»

Auf einer Geburtstagsparty bei Seraina und Daniel ergab es sich vor einigen Jahren, dass ich Seraina zum ersten Mal zum Genuss von Kaffee und Torte verhelfen, sie also «füttern» durfte. Dieses Erlebnis hat mich aufgewühlt, schockiert, berührt. So entstand 2018 das folgende Gedicht im Café Schiesser in Basel, bei dem ich allerdings mit «Selvi» einen anderen Namen verwendet habe.

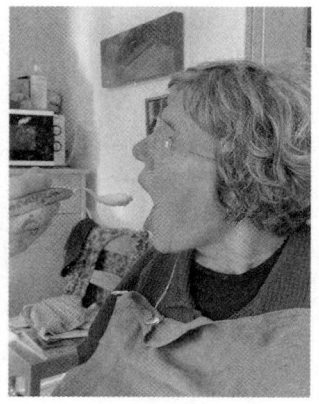

Mittlere Brücke

«Selvi, sieh dir meine Fotos vom
Rhein an, Selvi, sieh mal das Eis auf der
Mittleren Brücke, Selvi, du kannst nicht mehr
geigen, hantieren, das Fell deiner Katze nicht –
Selvi, gefällt dir dieser gelbgestreifte
Strohhalm, sieh, wie dein roter Rollstuhl
in der Wintersonne glänzt –»

Und mit einem kleinen
Löffel schieb ich

ich Täuschkörper ich Schönwetterschwätzer weiß nicht
schieb ich wer bin ich, dass meine Muskeln nicht
verrecken wie deine schieb ich jetzt Stückchen
um Stückchen einer «sehr, sehr leckeren
Torte» in deinen Muss-es-sein-Mund,
der mir zu entgegnen scheint:
«Es rührt mich nicht, was mir hier
widerfährt, lass uns nicht über Löffel
und Strohhalme sprechen.»

Sie lehnte sich ins Leid
wie in einen kalten Sessel,
sie spähte ins Leid
wie in das Licht des Wintermorgens
am Rhein auf der Mittleren Brücke.

«Selvi, sieh dir mein Gedicht an»

«Akt des Ach doch»

Schon ein paar Wochen waren Seraina und ich am Bearbeiten des Manuskripts und am Weitertexten, da beschrieb sie mir fürs Kapitel «Wie sieht ein normaler Tag bei mir aus?» das ganz normale Prozedere des hilflosen An- und Ausgekleidetwerdens und des Geduschtwerdens, und zwar von unterschiedlichsten Mitarbeitenden der Spitex. Das ließ mich nicht los. Im Café «Kafka am Strand» in Basel kam dieses Gedicht im Januar 2021 zur Welt. (Dieses Gedicht ist quer gesetzt, wie im Gedichtband.)

Akt des Ach doch

als der lange tag sich um mich drehte
als das mahlwerk licht war und april
(Astrid Schleinitz)

Dein tägliches Rollen
und Schaukeln, das völlige Fehlen von
Hüpfen und Springen

Ins Bad gefahren werden,
überaus eingeseift sein, lang
entkleidet bleiben

«Früher habe ich Cellosonaten gespielt –»

Dein Leben als Gliederpuppe, Anziehpuppe?
Gelenkig, heiter, beschämt

«Erst lief ich verwackelt, dann lahmte
und wankte ich, schließlich
knickte ich ein.»

Abends ein Hingelegtwerden,
als Pflegling, Liebling,
nächtlich: Plage Lagerei

«Früher konnte ich Meere
malen, Wege rennen,
Söhne halten –»

Obwohl es dir alle Kraft
kappt, ungalant, obwohl es ein
Rollstuhl ist und keine Sänfte –

Und was den Körperschall angeht und dein
Schnappen nach Morgenluft,
wie kannst du nur

kannst du inzwischen
so schön sein so

ins Fröhliche
schwappen

Danksagung

Herzlich möchte ich an dieser Stelle danken:

- … meinem Mann Daniel für seine tatkräftige Hilfe und Begleitung beim Schreiben trotz zeitlichem Stress,
- … meiner Co-Autorin Vera Schindler-Wunderlich für ihren großen Einsatz bei der Überarbeitung, Redaktion und Erweiterung des Manuskripts.
- … meiner Fontis-Lektorin Anne Helke, die das Manuskript mit großer Empathie, Tatkraft und Kompetenz optimiert hat.

Was mir geholfen hat:
wichtige Formulierungen
und Zitate

Schlimmer geht immer, aber besser eben auch!

Schweizer Sänger und Musiker
Marc Sway im Lied
«Es chunnt eso wies chunnt»

Jeden Tag kämpfe ich darum, dass die Freude am Leben nicht weggeht. Ich kämpfe und bete!

Mein eigenes Motto

Ich lasse mir von mir selber nicht alles gefallen.

Viktor Frankl
(leicht verkürzte sinngemäße Wiedergabe)

Wer ein Warum zu leben hat, erträgt fast jedes Wie.

Viktor Frankl
(nach Friedrich Nietzsche)

Denn ich will ihr Trauern in Freude verwandeln und sie trösten und sie erfreuen nach ihrer Betrübnis.

Jeremia 31,13;
Lutherbibel 2017

Hoffnung ist nicht die Überzeugung, dass etwas gut ausgeht, sondern die Gewissheit, dass etwas Sinn hat – ohne Rücksicht darauf, wie es ausgeht.

Václav Havel,
tschechischer Dramatiker und Politiker
(1936–2011)

Aber die auf den HERRN harren,
kriegen neue Kraft,
dass sie auffahren mit Flügeln wie Adler,
dass sie laufen und nicht matt werden,
dass sie wandeln und nicht müde werden.

Jesaja 40, Vers 31; Lutherbibel 2017

Morgengebet

Gott, zu Dir rufe ich in der Frühe des Tages.
Hilf mir beten
und meine Gedanken sammeln zu Dir;
ich kann es nicht allein.
In mir ist es finster,
aber bei Dir ist das Licht;
ich bin einsam, aber Du verlässt mich nicht;
ich bin kleinmütig, aber bei Dir ist die Hilfe;
ich bin unruhig, aber bei Dir ist Friede;
in mir ist Bitterkeit, aber bei Dir ist die Geduld;
ich verstehe Deine Wege nicht, aber
Du weißt den Weg für mich.

Dietrich Bonhoeffer,
«Gebete für Mitgefangene, Weihnachten 1943»,
aus: «Widerstand und Ergebung»

Literaturverzeichnis

Christoph Blumhardt, «Gottes Reich kommt! Christoph Blumhardt Predigten 1907–1917», hrsg. von Jürgen Mohr, Books on Demand, 2021

Uwe Böschemeyer, «Du bist mehr als dein Problem», Kösel Verlag, München 2010

Dietrich Bonhoeffer, «Widerstand und Ergebung», hrsg. von Eberhard Bethge, 1951, 18. Auflage, Gütersloher Verlagshaus, Gütersloh 2005

Caitlin Doughty, «Was passiert, wenn ich tot bin? Große Fragen kleiner Sterblicher über den Tod», C. H. Beck, 2020

Rita Famos, «Lebens-Worte. Worte zum Sonntag, Predigten zu Festtagen», Edition *famos,* 2009

Viktor Frankl, «Ärztliche Seelsorge: Grundlagen der Logotherapie und Existenzanalyse», Deuticke Verlag, 11. Auflage, 2005

Viktor Frankl, «Bergerlebnis und Sinnerfahrung», Tyrolia, 7. Auflage 2013

C. S. Lewis, «Der Ritt nach Narnia», aus: «Die Chroniken von Narnia», Bd. 3. Betz Verlag, Wien 2014

Peter Reber, «E Vogel ohni Flügel», aus: Doppel-CD «Es Läbe Voll Lieder», CeDe.ch 2010

Sela News, Fachzeitschrift der Stiftung für Seelsorge, christliche Lebensberatung und Ausbildung: Diverse Beiträge, von der Autorin verfasst, publiziert zwischen ca. 2009 und 2015, für dieses Buch leicht überarbeitet.

Vera Schindler-Wunderlich, «Langsamer Schallwandler. Gedichte», pudelundpinscher, Wädenswil 2022

Gregor Staub, «mega memory. Gedächtnistraining», hrsg. von Gregor Staub, Erlenbach ZH 2007

Helmut Thielicke: «Die Gleichnisse Jesu – das Bilderbuch Gottes», Gütersloher Verlagshaus, Gütersloh 2008